你的手反映你的健康状况

北京中医药大学教授马惠芳专业指导

老中医教你手诊

马惠芳 良石 任艳灵◎编著

中国纺织出版社

内容提要

本书采用生动活泼的形式普及手诊知识，旨在让人们通过观察手的色、形变化，从手部所反映的信息了解身体健康状况，及早发现疾病，及时治疗。此外，本书还设有“推荐处方”一栏，介绍部分疾病的手部按摩方法及一些食疗小方。本书内容简单明了，深入浅出，图文并茂，十分实用，是一本不可多得的医学保健书。

图书在版编目（CIP）数据

老中医教你手诊／马惠芳，良石，任艳灵编著.—北京：中国纺织出版社，2010.3（2024.4重印）

ISBN 978-7-5064-6129-0

Ⅰ.①老… Ⅱ.①马…②良…③任… Ⅲ.①掌纹-望诊（中医） Ⅳ.①R241.29

中国版本图书馆CIP数据核字（2009）第217394号

策划编辑：尚石 李美华　　责任编辑：毕仕林

责任印制：储志伟　　装帧设计：天下书装

中国纺织出版社出版发行

地址：北京市朝阳区百子湾东里A407号楼　邮政编码：100124

销售电话：010-67004422　传真：010-87155801

http://www.c-textilep.com

E-mail:faxing @ c-textilep.com

三河市延风印装有限公司印刷　各地新华书店经销

2010年3月第1版　2024年4月第2次印刷

开本：787× 1092　1 / 16　印张：10

字数：100千字　定价：58.00元

序

任何疾病在治疗之前，都必须做出正确的诊断才能做到有的放矢。无论西医的“视、触、叩、听”，还是中医的“望、闻、问、切”，无不将观察人体表征的诊病方法列于首位。《灵枢•本脏篇》指出：“视其外应，以知内脏，则知其病矣。”《灵枢•五色篇》中则进一步指出：“以五色命五脏，青为肝，赤为心，白为肺，黄为脾，黑为肾。”《难经》中提出“望见其五色，以知其病”。这些无不说明了人体内部的健康状况，可以通过观察体表外在的特征而获得。

在诸多望诊中，面诊、手诊相对简便易学，便于实践。手诊通过视觉和触觉的感受，依据手部不同部位的征象，进行疾病的预测、诊查、治疗，以了解人体健康或疾病状况的一种特殊诊断方法。它通过对手部形态、颜色、纹理等各方面的观察，动态而直观地提示出人体健康状况的发展趋向，从而为保健治疗提供客观而丰富的诊断资料。

本书从手诊的基础知识入手，详细介绍了手部不同部位形态、颜色、纹理等变化对健康的提示信息，内容深入浅出，版面图文并茂。通过阅读本书，相信你对自己的健康一定能够做到了如指掌、望而知之的境界。

于北京中医药大学

Preface
前言

治病，一直都是人们十分关注的问题。但是，本书所涉及的问题并非治病，而是诊病，并且是手诊。原因当然是因为任何疾病在治疗之前，都必须作出正确的诊断。那么，很多人不禁要嗤之以鼻——诊病？有病当然是要到医院去诊断。不错，你说得很对，但是许多疾病是在短时间内来临的，且有些疾病在初期根本无法诊断出来，这时手诊便发挥了它的特有功能。

手诊曾经一度被人们认为是迷信。但是我们今天要说，手诊它确实可信。首先，请将手诊与大家所认为的“手相”区别开来。手诊并非诊断你的人生，而是诊断疾病。那么，为何可以通过手来诊断疾病呢？

人体是一个高级的自控系统，各个组成部分都相互联系，信息相互传递。手便是人们接触以及改造外界最直接、最敏感的部位，外界所反馈到大脑的信息大部分都是从手上获得的。双手其实如同树的叶子与枝条，它血液循环丰富、微循环密集、末梢神经集中，是人体脏腑的全息缩影，我们也可以称之为人体外在的显示器。所以，双手呈现的一点一滴的变化，都是在向我们汇报身体的状况。只要我们能够认真观察手的变化，就可以在第一时间内把握住自己的健康动态。

中华医学博大精深，本书便是集合中医学的手诊知识，从掌纹、手掌的颜色、手部感觉、指甲颜色、指甲形态等的改变来预测疾病的资料。本书汇集老中医多年的诊断经验，再加之考证大量医学资料，可以让你充分领会到手诊的神奇所在，并及时诊断出疾病，早做治疗，以免耽误病情。

本书本着传播医学的本质，为每一个人送去健康的福音。希望你掌握基本的手诊知识，健康、快乐地生活！

目录

老中医教你手诊

第一章 手诊：神奇的中医诊断法

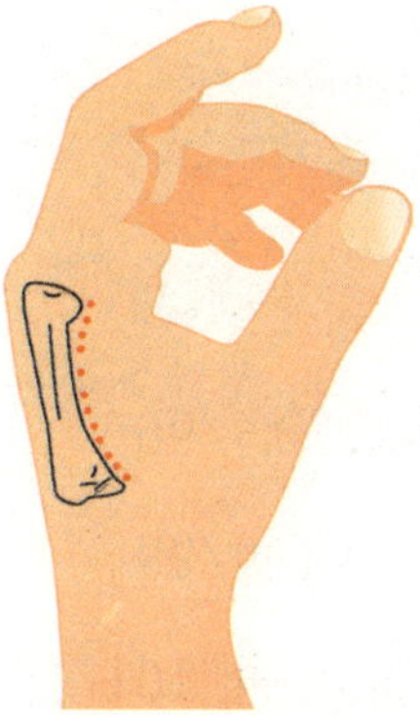

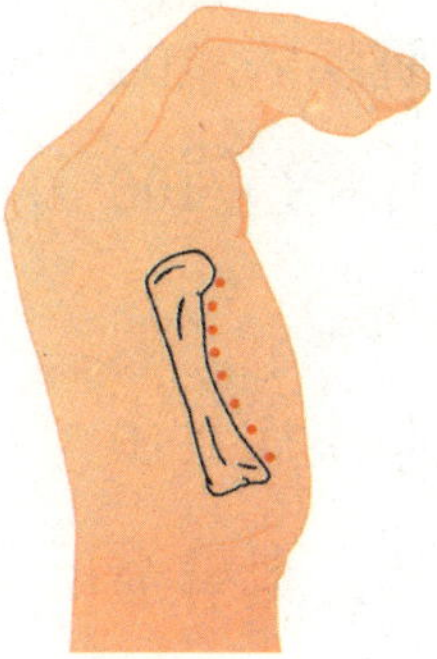

第二章　手掌：疾病的观测器

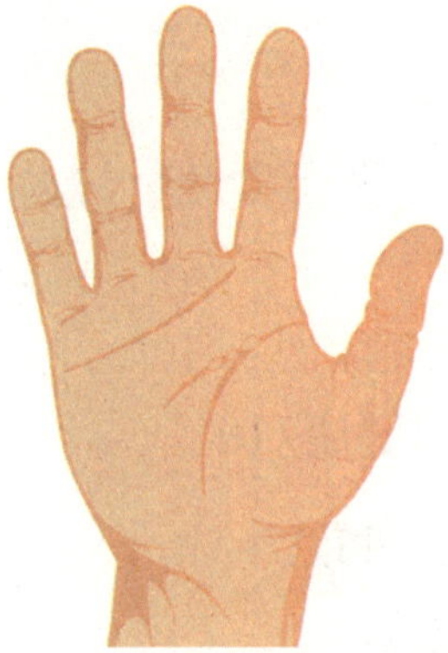

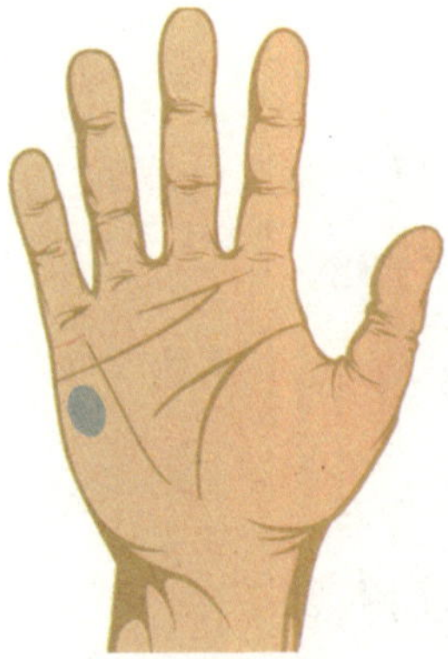

第三章 指甲：健康的温度表

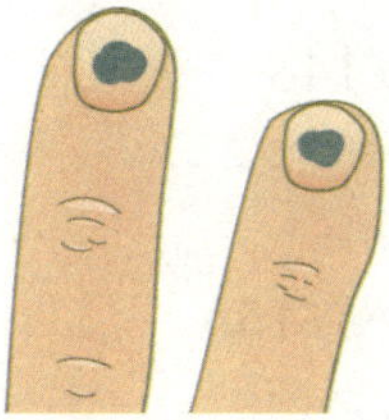

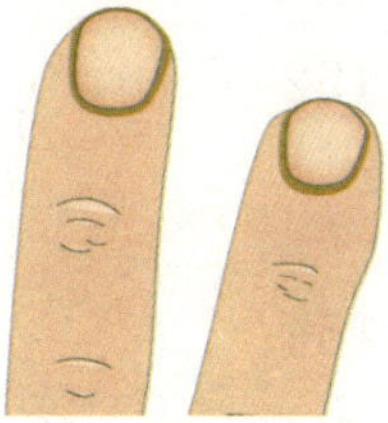

第四章 手指：疾病的指向标

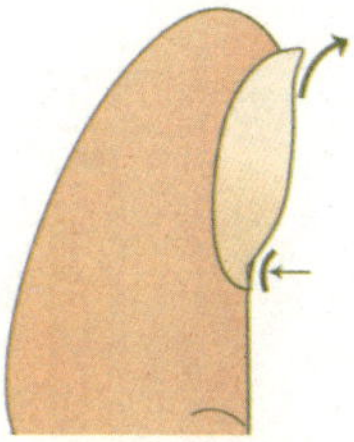

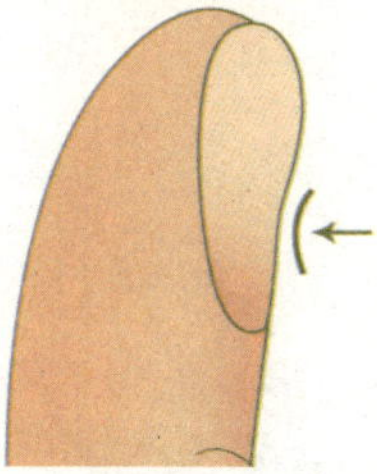

第五章　呵护双手，呵护健康

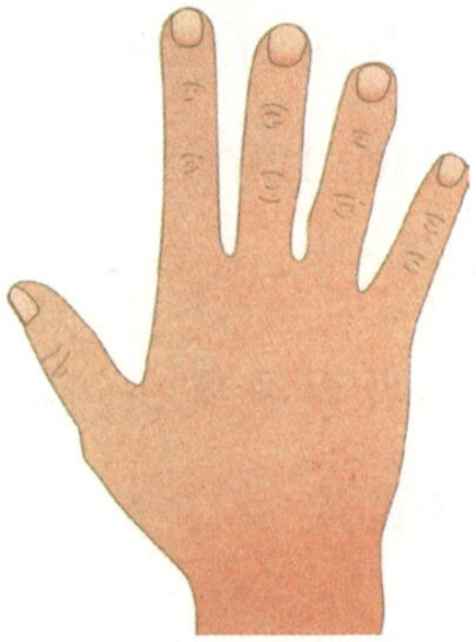

第一章 手诊：神奇的中医诊断法

手诊是了解一个人健康状况最简单且最实际的方法，也是我国医学史上一种独特的诊断方法。几千年来。中华民族在同疾病作斗争的过程中，经过历代医学家的不断实践、充实和发展，积累了丰富的诊断疾病的经验。而且，纵观我国医学的发展史，手诊明显要早于其他诊断方法。

一、中医手诊学的基础

手诊是以人文哲学为思想，以全息医学为基础，根据中医学的整体观念、经络学说、辨证论治、阴阳五行学说的基本原理，通过对手的气色、形态、掌纹、掌线、骨骼、肌肉的观察揭示人体健康或者疾病的发展趋势，从而为养生、保健、治疗提供客观的诊断资料与处理防范，是防治疾病的一门综合应用科学。

1. 你的手反映你的健康

手可以提示一个人的健康、生育能力，甚至可以告诉你患心脏疾病、乳腺癌等疾病的概率。手通过发生颜色、形状等的变化，向你发出健康警告！

人的手蕴涵着许多秘密。当你伸出双手，便是泄露了健康的秘密。因为，人的手形、色泽、纹理、脉络都呈现健康的信息。

其实，自古以来，人们对双手都十分重视，并做了深入的研究和探索。在整个人体的组成中，手起着非常重要的作用。手由几十块骨、几十个关节、数十条肌肉和多条韧带组成，这些组成部分使双手能够灵活自如。

人体是一个统一的整体，整体离不开组成它的各个局部，局部可以反映整体的某些信息。正是由于双手的特殊性，因此才被人们当作了解人体健康状况的窗口。

最明显的例子：当自主神经功能失调时，手脚就会出现多汗现象；当脑部血液循环不良时，在指甲部位就会出现黑红色的淤斑；当身体缺乏维生素A时，手足皮肤就会变得粗糙、角化；当微量元素锌缺乏时，手指尖就会出现腐烂、脱屑的现象；当肠胃系统功能低下时，食指半月痕就会变成粉红，这些现象都说明了身体内部各种复杂关系的奥妙。

一般情况下，局部不但可以反映整体信息，它的变化也可以影响整体的某些特性。手部按摩和手疗就是最为典型的例子。如经常按摩双手，则可以防止动脉硬化、降低血压、激发大脑潜能；如果经常按摩大、小鱼际，则可以润肺止咳、健脾和胃、调肝明目；如果常按摩手背，还可以降低血压等。

若人体的手足灵活、四肢发达，则说明其生命力较为旺盛；反之，则预示着机体功能的衰退。尽管人体的健康状况千变万化，但人体内部组织器官的任何风吹草动都能神奇地反映在手部丰富的神经末梢上。因此，只要学会观察手部，绝大多数的病患都可以及早被发现，患者的健康就能够得到最好的维持和保证。

2. 中医手诊的方法

通常，中医手诊运用的方法大致可以分为两大类：手掌诊病和指甲诊病。而它们各自还可以再细分。

（1）手掌诊病法

手掌诊病法主要是通过对手掌纹路的变化、色泽的变化、肌肉的变化、手掌的形态来判断未知的疾病，而在掌纹诊病中当然也包括指纹诊病。除了能在表面上看出来的，还可以通过触诊、按诊来了解健康的状况，如通过接触掌部皮肤了解未知疾病。

（2）指甲诊病法

中医所采用的另外一种方法就是指甲诊病，俗称甲诊。我国的古代医学著作中就有这方面的记载：“肝血衰盛，可影响爪甲之枯荣。肝血充足，则爪甲坚韧明亮，红润光泽。若肝血不足，则爪甲软薄，枯而色夭，甚则变形脆裂”。指甲诊病同手掌诊病的方法大致一样，通过指甲的颜色、形态、纹路等的改变来了解人们的身体健康状况。

3. 手诊的优势所在

说起诊断方法可能不少人会有疑问，现代医学方法这么先进，医疗设备如此完善，还需要这种古老的诊病方法吗？当然需要。虽然现代西医的仪器、化验等检测手段都具备坚实的科学基础，但也有很多的弊端，如不少疾病在早期阶段根本无法查出，直到病发时才可以确诊，这样通常会延误患者的治疗时间，从而错过最好的治疗时机。当然，其中还包括误诊的情况，任何医疗器械都有一定的误诊率，即便是核磁、CT等昂贵的先进仪器也不例外。

那么，手诊相对于其他诊病方法来说究竟还有什么优势呢？主要有以下三个方面的优势。

（1）准确率高

手诊的结论可靠，这也是它的一大特点。由于手诊的诊病具备科学依据，且已经经过了长久的实践验证，其准确率相当高，可达90%以上。

（2）实用性强

手诊的实用性很强，一般只需要数十分钟就能够对一个人的全身健康状况做出初步的诊断。此方法直观、简洁，不需要借助昂贵的医疗设备，在提高诊断的准确性之余，还可以节省不必要的检查费用。而且，由于我国的医疗资源比较贫乏，在一些偏远地区的人们不方便到医院就医，手诊就可以弥补这些不足。

（3）预测性可靠

手诊不仅可以诊断出患者的现有疾病，而且也可以对人们身体的健康状况和某些疾病做出超前预见，就是通常所说的超前诊断，能够防患于未然，特别是在心脏病和脑血管疾病方面，诊断结果十分可靠，这个特点相对于许多仪器诊断来说更具有优越性。

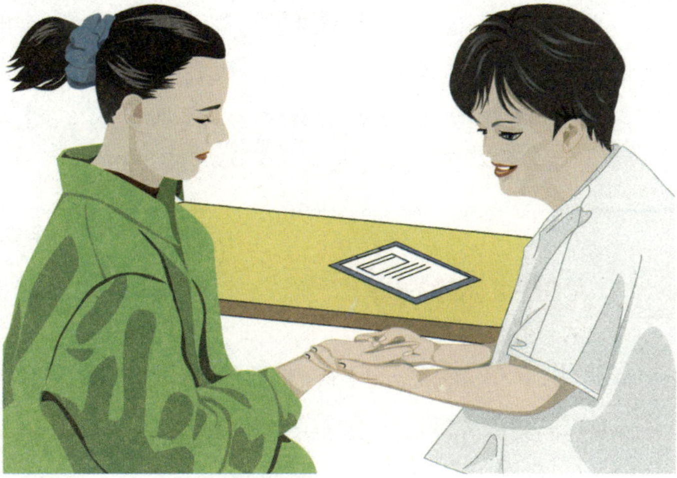

二、手与人体的关系

当一棵树的叶子与枝条出现问题时，我们一般能够判断出此树生病了。双手就犹如树的叶子与枝条，它血液循环丰富、微循环密集、末梢神经集中，是人体脏腑的全息缩影。因此，每个人的健康都写在自己的双手上。如果我们能够了解并掌握双手给我们的健康信息，就可以做到“未病防病，有病防变”，避免错过保持健康的有利时机。只有这样，才能拥有健康的人生。

1. 人的手部结构

望手诊病并非十分简单，只有在了解手的结构，并掌握各个部位的骨骼、肌肉、皮肤纹理及色泽等特点之后，才可以准确地发现疾病。

（1）骨骼

人的手部及前臂部骨骼可以分为五个部分，即腕骨、掌骨、指骨、桡骨和尺骨。

◇腕骨

腕部骨骼属于短骨，以两排而列，共8块。近侧排列由桡骨侧向尺骨依次为手舟骨、月骨、三角骨和豌豆骨；远侧排列为大多角骨、小多角骨、头状骨和钩骨。这些腕骨构成掌面的腕骨沟，各骨相邻的关节面形成腕骨间关节。手舟骨、月骨、三角骨近端形成椭圆形的关节面，与桡骨腕关节面及尺骨下端的关节盘构成桡腕关节。腕骨的灵活程度和大脑的灵敏程度成正比。

◇掌骨

掌骨共有5块，由桡侧向尺侧，掌骨的近端侧为底，接腕骨；远侧端为头，接指骨；中间部分为体。第一掌骨呈短而粗壮，其底有鞍状关节面，与大多角骨的鞍状关节面相关联。

◇指骨

指骨属于长骨，共有14块。拇指有两节指骨，其他各指有三节（近节指骨、中节指骨、远节指骨）。每节指骨的近端为底，中间为体，远端为滑车。

◇桡骨

桡骨为前臂两骨位于外侧的一个，分成一体两端。在描述手部穴位定位时，常会用到“桡端”或“桡侧”，即靠近前臂外侧一端。

◇尺骨

尺骨为前臂两骨位于内侧的一个，分成一体两端。在描述手部穴位定位时，常会用到“尺端”或“尺侧”，即靠近前臂内侧一端。

（2）手掌

手掌的解剖构造可分为浅表层、中层和深层。浅表层包括皮肤、浅筋膜、深筋膜，其中浅筋膜较致密，深筋膜又分浅、深两层；中层由掌浅弓、正中神经、尺神经的浅支、指浅屈肌腱、指深屈肌腱及蚓状肌构成；深层则由尺神经深支、掌深弓、骨间肌及掌骨构成。手掌的间隙是位于手掌中间深部的疏松组织间隙，分鱼际间隙和掌中间隙。掌中间隙由掌腱膜的桡骨侧缘向深部发出，斜向尺骨侧附着于第三骨前缘。手掌肌肉由鱼际肌、拇短展肌、拇短屈肌、拇对掌肌、拇收肌、小鱼际肌、掌短肌、小指展肌、小指端屈肌、小指对掌肌、蚓状肌、骨间肌及屈指肌腱所构成。

◇手背

相对于手心来说，手背皮肤比较薄，有毛和皮脂腺，且富有弹性。由于它与浅筋膜结合疏松，因此很容易移动。在握拳时皮肤会呈现紧张状态，在伸指时也不会显得太疏松，所以很容易在外力作用下导致皮肤撕脱。

◇手指

手指中也有浅层和深层，浅层主要是指皮肤、浅筋膜、血管和神经；深层主要是指浅屈肌腱、深层肌腱、指肌腱、指腱鞘和指深肌腱。每个手指包括两条指掌侧固有动脉和两条指背动脉。指掌侧固有动脉行于各指的两侧两偏掌侧，在内指端相合，其分支分布于手指骨、指关节、肌腱和皮肤。而指背动脉偏短小，仅仅达到近侧指关节，行于各指两侧面偏背侧。手指背侧分布着主要的手指静脉。

◇手部皮肤

皮肤几乎覆盖了人体所有的体表，而手部皮肤的感觉功能比其他任何皮肤区域都丰富。所以，只有对手部皮肤有一个科学的认识，才可以发挥手在保持生命健康中的作用。

◇掌部皮肤

相对于其他区域的皮肤来说，掌部皮肤的最大特点就是有汗腺无汗毛。由于没有汗毛的干扰，所以掌心皮肤上的纹线可以更加完整地反映自身变化状态。

此外，掌部皮肤还有一个特点，那就是它的温度要比身体体表的温度略高0.2～0.8℃。一般来说，测量掌侧汗腺分泌量就以手掌皮肤湿度为指标。同时，手掌湿度还可以体现出人的情绪。

◇皮下血液循环

手掌部位拥有大量生物电信息和非生物电信息，主要原因是手掌皮下血液循环和微循环极为丰富。手掌纹理微循环控制的区域，由于供血和微循环调节的变化和影响，使得手掌皮下组织发生变化，这种变化可以影响细胞的分解和代谢，导致手掌相应部位出现凸起或凹陷的症状。

◇末梢神经集中

手指上有着十分丰富的神经，这就告诉我们，手指的敏感度要远高于手的其他部位。手掌中集中着大量的末梢神经，它对掌纹的生成和变化有着巨大的作用。

其实，我们在生活中也能够发现，手在触摸冷热、涩滑等物体时显得极为敏感。

◇经络穴位集中

自古以来，在不少医学著作中都有对手部经络穴位的记载。虽然记载的穴位数量并不一样，不过其中的心经、小肠经、心包经、三焦经都以心脏为终点。此外，在手上还有另外两条经络肺经和大肠经通过，这些观点已经得到了证实。

2. 认清手部穴位

四肢的末端是经脉的起止点。手部经脉分为手三阴经（肺经、心包经、心经）和手三阳经（大肠经、三焦经、小肠经），而各经脉又包括若干个穴位。下面介绍各个穴位的位置及功能主治。

（1）手太阴肺经穴（图1-1）

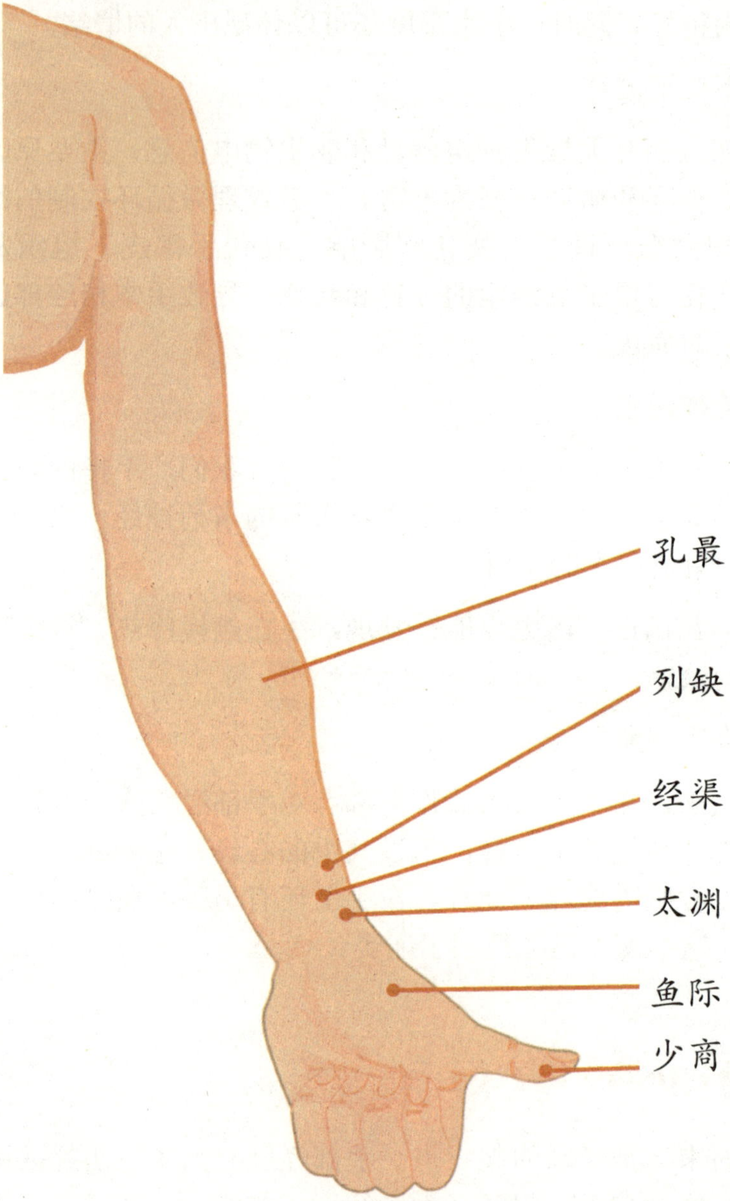

图1-1

◇少商

定位：在手拇指末节桡侧，距指甲角后0.1寸（指寸）。

主治：咽喉肿痛、头昏脑涨、咳嗽、心烦、癔症、扁桃体炎、呕吐、休克、手指痉挛、气喘胸痛、外感热病等。

◇鱼际

定位：在手拇指掌指关节后内侧，约当第1掌骨中点桡侧，赤白肉际处。

主治：咳嗽、咳血、肺炎、头晕目眩、失音、乳房肿痛、发热、痉挛等。

◇太渊

定位：在腕掌侧横纹桡侧，桡动脉搏动处。

主治：胸痛、咳嗽、气喘、肺痨、咳血、咽喉肿痛、心悸、腕臂痛、肋间神经痛、腕关节疼痛无力等。

◇经渠

定位：在前臂掌面桡侧，桡动脉桡侧凹陷中，太渊后1寸。

主治：咳嗽、哮喘、腕部疼痛无力、发热、胸痛、食管痉挛、小儿急性支气管炎、桡侧神经痛、掌中发热、胸和背痛等。

◇列缺

定位：在前臂桡骨茎突上方，腕横纹上1.5寸，当肱桡肌与拇长展肌腱之间。

主治：头痛、面神经麻痹、咳嗽、气喘、口干舌燥、口眼歪斜、齿痛、半身不遂、手腕疼痛无力、溺血、阴茎热痛等。

◇孔最

定位：在前臂掌面桡侧，当尺泽与太渊连线上，腕横纹上7寸处。

主治：咽喉疼痛、咳嗽、胸痛、肘臂挛痛、痤疮、痔疮、肺结核、肺炎、身热无汗、肘关节痛等。

（2）手少阴心经穴（图1-2）

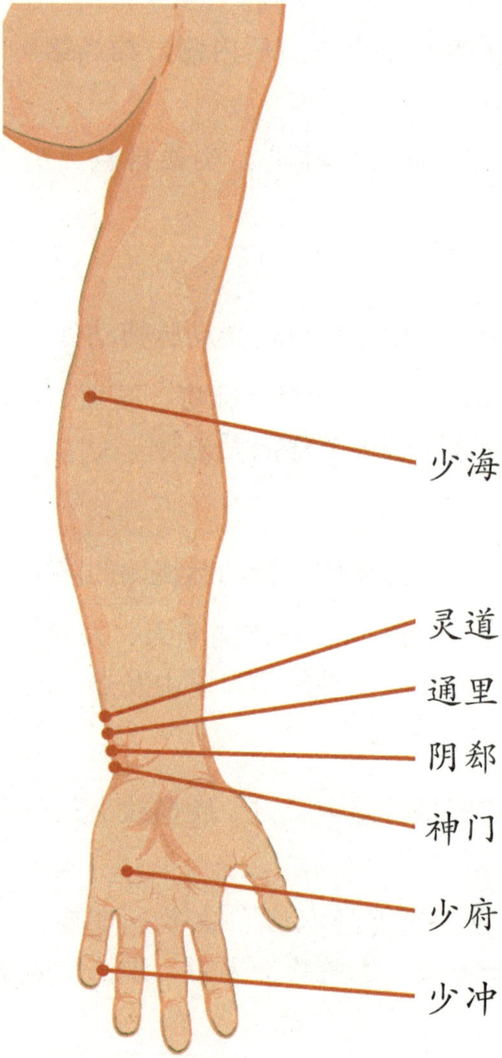

图1-2

◇少冲

定位：位于手背小指末节桡侧，距指甲角0.1寸处。

主治：心痛、心悸、胸肋痛、口热舌痛、休克、脑出血、中暑、昏迷等。

◇少府

定位：在第四、五掌骨之间，握拳时，在小指尖处。

主治：心悸、癔症、间歇热、胸痛、手掌多汗、小便不利、手指拘挛、遗尿、上臂神经麻痹、前臂神经痛、女性生殖器疾病等。

◇神门

定位：位于腕部，腕掌侧横纹尺侧端尺侧腕屈肌腱的桡侧凹陷处。

主治：心痛、神经衰弱、心烦心痛、癔症癫狂、健忘、失眠、舌骨肌麻痹、胸肋痛、心律不齐、心脏肥大、小儿惊风、糖尿病等。

◇阴郄

定位：位于腕部，腕掌侧横纹上方0.5寸处。

主治：心绞痛、心悸、神经衰弱、癔症、阴虚盗汗、吐血、鼻出血。

◇通里

定位：位于前臂掌侧，尺侧腕屈肌腱的桡侧缘腕横纹上1寸。

主治：心悸、头晕目眩、扁桃体炎、舌强不语、神经衰弱、盗汗、癔症、上肢痉挛、腕臂痛等。

◇灵道

定位：尺侧腕屈肌腱的桡侧，位于神门后约1.5寸。

主治：腕关节炎、肘部神经痛、尺神经麻痹、失眠、悲恐不安、手痒、肘臂痉挛等。

◇少海

定位：屈肘，位于肘关节内侧（尺侧）横纹头凹陷处。

主治：心痛、肘臂挛痛、胸膜炎、尺神经痛、肋间神经痛、颜面神经痛、腋下肿痛、手臂无法抬举、健忘失忆、精神分裂等。

（3）手厥阴心包经穴（图1-3）

◇中冲

定位：位于手中指末节尖端中央。

主治：中风昏迷、心痛、心烦、中暑、舌强肿痛、吐泻、小儿夜啼、掌中热等。

◇劳宫

定位：在第二、第三掌骨间，偏于第三掌骨，握拳时中指指尖处。

主治：胸膜炎、吞咽困难、风火牙痛、口腔炎、胸肋胀痛、胃痛、癫痫、热病不出汗、中风昏迷、中暑、痔疮、口疮、口臭、多梦、大小便带血等。

◇大陵

定位：位于腕掌横纹的中点，两筋间的凹陷处。

主治：头痛、失眠、心悸、心脏病、扁桃体炎、癫狂、肋间神经痛、腕关节疼痛、胸肋胀痛、胃痛、呕吐、手臂挛痛、怔忡多梦、喜怒无常等。

◇内关

定位：位于前臂掌侧，大陵后2寸，当曲泽与大陵的连线上。

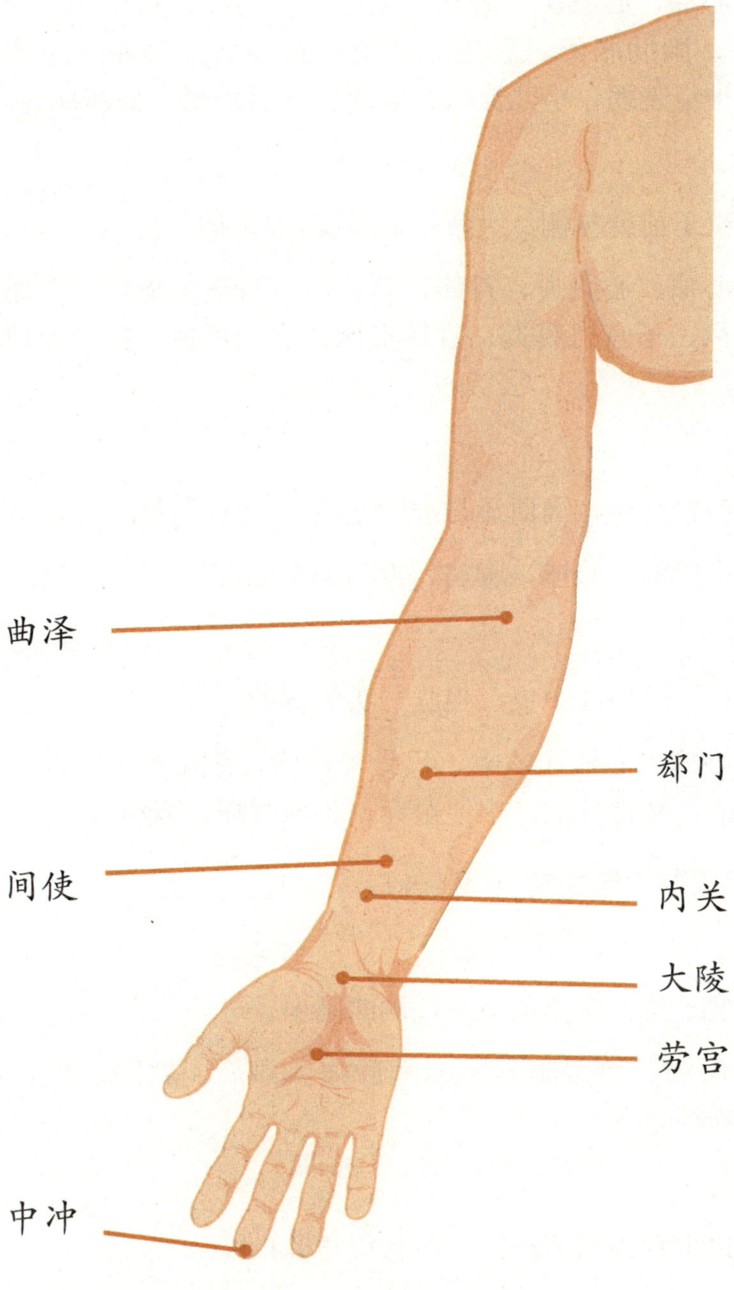

图1-3

主治：心痛、心肌炎、胸痛、无脉症、胃痛、胃溃疡、眩晕、失眠、呕吐、胸肋胀闷、昏迷、中暑、精神病、癫痫、急性肠胃炎、疟疾、神经衰弱、小儿惊风、偏瘫、产后血晕、抑郁症等。

◇间使

定位：位于前臂掌侧，大陵后3寸的两筋之间。

主治：心痛、心肌炎、胃痛、脑卒中、昏迷、癔症、癫痫、疟疾、小儿惊风、子宫内膜炎、月经不调、小儿夜惊、精神分裂症、肘臂挛痛等。

◇郄门

定位：前臂掌侧，当曲泽与大陵连线上，腕横纹上5寸。

主治：心绞痛、心悸、胸痛、胃痛、咯血。

◇曲泽

定位：位于肘横纹中央，当肱二头肌腱的尺侧缘。

主治：心痛、心悸、咳嗽、尺骨神经痛、牙龈炎、耳聋、下腹痛、上肢震颤、精神分裂、小便短赤、颈项强痛、瘫痪等。

（4）手阳明大肠经穴（图1-4）

◇二间

定位：位于第二掌指关节前桡侧凹陷中。

主治：齿痛、口眼歪斜、咽喉肿痛、热病、腮肿、食积、嗜睡、浑身酸痛等。

◇商阳

定位：位于食指末节桡侧，距指甲角0.1寸。

主治：哮喘、头昏、腹痛、热病、耳鸣、耳聋、青盲、下齿

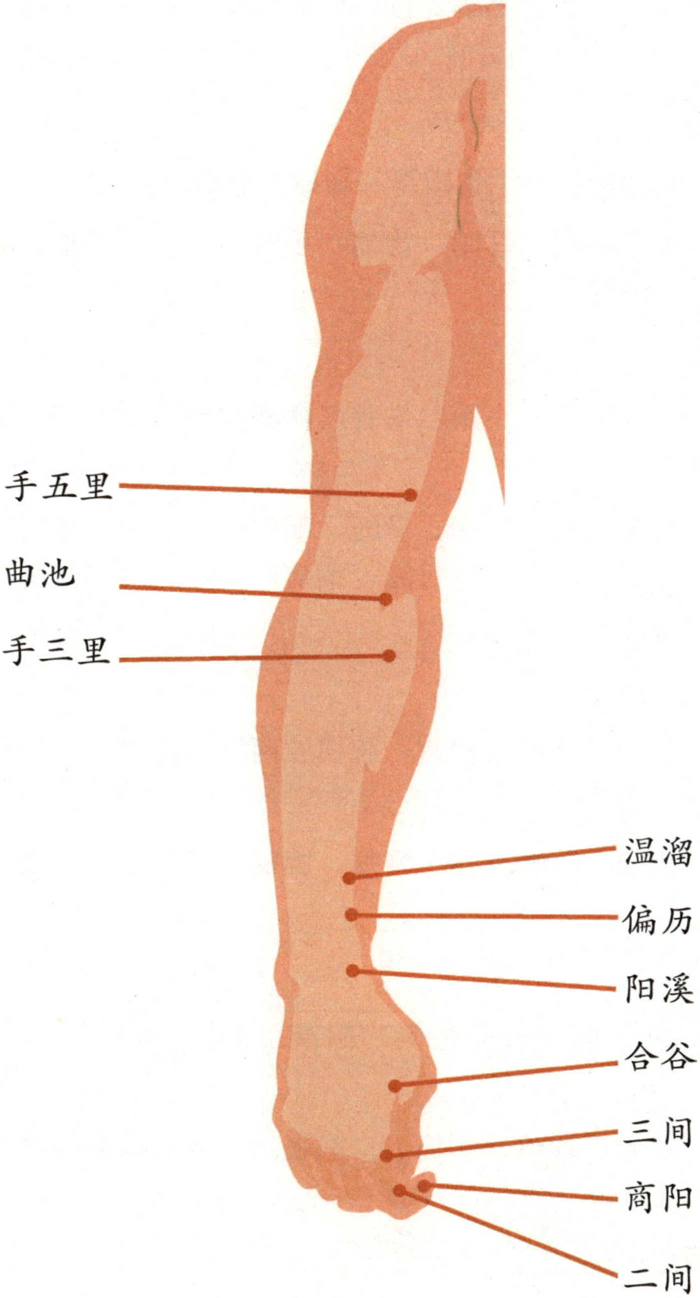

图1-4

痛、咽喉肿痛、吐泻、热病无汗、腮腺肿痛、桡神经麻痹、口腔炎等。

◇三间

定位：微握拳，位于食指第二掌指关节后，桡侧凹陷处。

主治：咽喉肿痛、耳鸣、齿痛、手背肿红、手指拘挛、上肢瘫痪、眼痛、腹泻等。

◇合谷

定位：在手背第一、第二掌骨（拇指和食指间）间，第二掌骨桡侧中点处。

主治：头痛、目赤肿痛、鼻衄、咽喉肿痛、牙关紧闭、口眼歪斜、热病无汗、自汗、耳聋目眩、痢疾、闭经、滞产、腹痛、便秘等。

◇阳溪

定位：位于腕背横纹桡侧，腕横纹两筋间深凹处，拇指向上翘起时，凹陷明显处。

主治：头痛、咽喉肿痛、臂痛、腕痛、半身不遂、癔症、癫狂等。

◇偏历

定位：位于前臂背面桡侧，阳溪上3寸，桡骨桡侧外侧凹陷中。

主治：目赤、耳鸣、牙痛、口眼歪斜、喉痛、腕部腱鞘炎、上肢酸痛、瘫痪等。

◇温溜

定位：位于前臂背面桡侧，当阳溪与曲池连线上，腕横纹上

5寸。

主治：头痛、口腔炎、疔疮、面肿、瘫痪、癫狂等。

◇手三里

定位：位于前臂背面桡侧，阳溪与曲池连线上，肘横纹下2寸。

主治：齿痛颊肿、颌痛、胃痛、腹痛、腹泻、腰背痛、半身不遂、面神经麻痹、瘫痪等。

◇曲池

定位：屈肘成直角，位于肘横纹外侧端与肱骨外上踝连线中点上。完全屈肘时，当肘横纹外侧端处。

主治：手臂痹痛、上肢不遂等上肢病症，热病，高血压，癫狂。

◇手五里

定位：位于臂外侧，当曲池与肩髃连线上，曲池上3寸处。

主治：肘臂挛痛、瘰疬、咳嗽、上肢麻木疼痛。

（5）手太阳小肠经穴（图1-5）

◇少泽

定位：位于手小指末节尺侧，指甲角尺侧后去指甲0.1寸。

主治：头痛、热病、寒热、脑卒中昏迷、咽喉肿痛、鼻出血、疟疾、前臂神经痛、颈项神经痛、肋间神经痛、缺乳、乳腺炎、精神分裂等。

◇前谷

定位：位于小指外侧第五掌指关节前横纹头赤白肉际凹陷处。

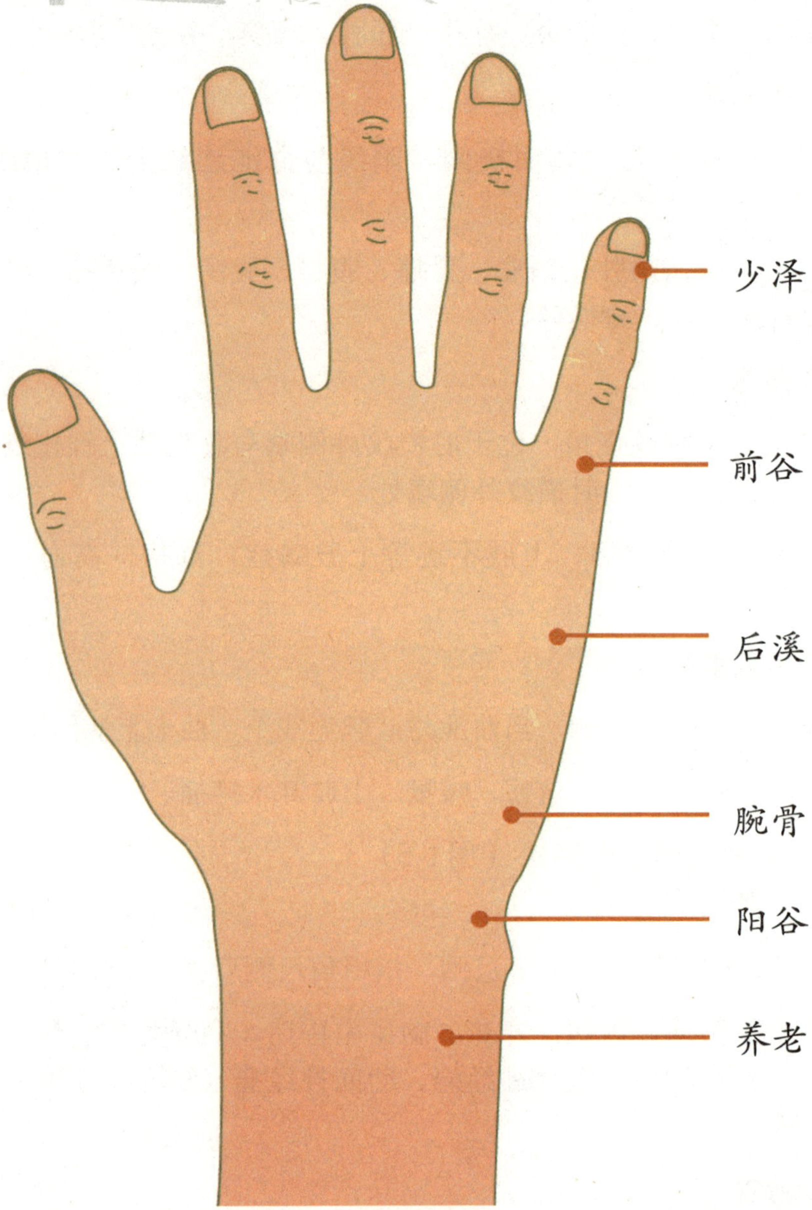

图1-5

主治：疟疾、颈项强痛、耳鸣耳聋、扁桃体炎、颊肿、目痛、鼻塞、热病无汗、乳汁不足、乳腺炎、前臂神经痛、手指麻木、目赤肿痛、消渴、癫狂、痫症等。

◇后溪

定位：握举，位于第五掌指关节后尺侧，横纹头赤白肉际。

主治：头项强痛、腰背痛、手指及肘臂挛痛、耳聋、目赤、癫狂、疟疾等。

◇腕骨

定位：位于手掌尺侧第五掌骨基底与钩骨之间的凹陷处，赤白肉际。

主治：热病无汗、流泪、呕吐、头痛、耳鸣、胆囊炎、颊颌炎、手肿、五指挛痛、尺神经麻痹、臂痛、上肢瘫痪、糖尿病、小儿惊风、痔疾等。

◇阳谷

定位：位于手腕横纹尺侧端，尺骨茎突与三角骨之间凹陷处。

主治：目赤肿痛、颈颌肿痛、口腔炎、牙龈炎、小儿抽搐、手腕及臂酸痛、热病无汗、癫痫等。

◇养老

定位：位于前臂背面尺侧，当尺骨小头近端桡侧凹陷中。

主治：目视不明、视力减退、口舌生疮、落枕、手腕酸痛、上肢无力、急性腰痛等。

（6）手少阳三焦经穴（图1-6）

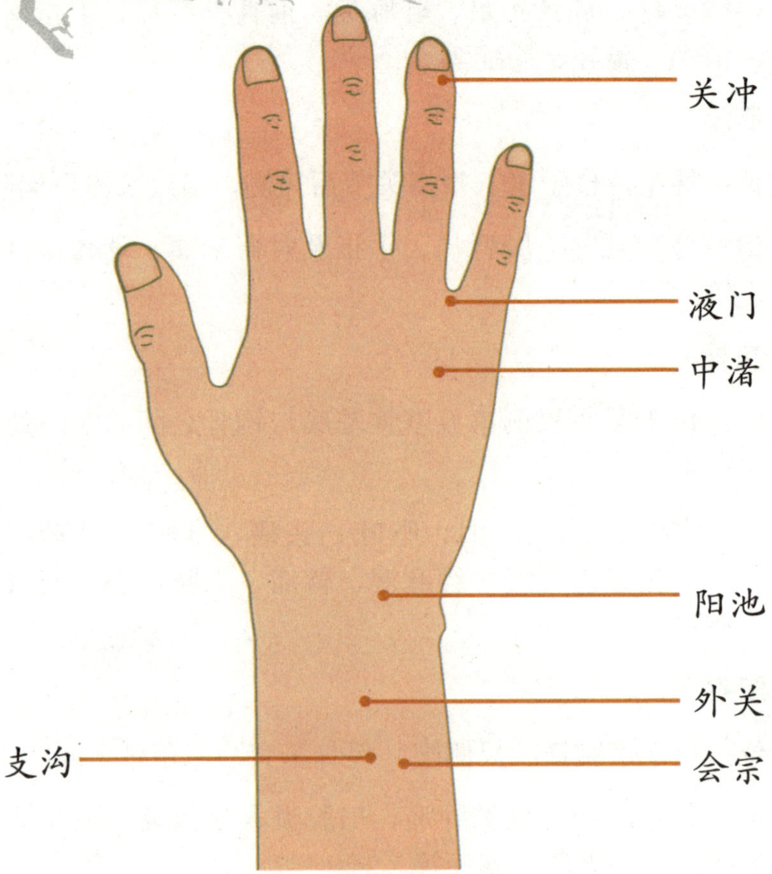

图1-6

◇关冲

定位：位于手背无名指尺侧指甲角旁约0.1寸。

主治：目翳、头痛、目赤、热病、吐泻、咽喉肿痛、中暑、昏厥、口干舌燥、心烦、五指痛、耳鸣、耳聋等。

◇液门

定位：位于第四、第五指之间，指蹼缘后方赤白肉际处。

主治：头痛、眩晕、耳鸣、耳聋、牙龈炎、目赤肿痛、疟疾、手指红肿、痒痛、麻痹、吐舌咬伤等。

◇中渚

定位：握拳，位于第四、第五掌指关节后缘之间的凹陷处。

主治：头痛、耳鸣、耳聋、眩晕、咽喉肿痛、热病无汗、肘臂痛、手肿痒痛、偏头疼、目赤肿痛等。

◇阳池

定位：位于腕背横纹中，当指伸肌腱的尺侧缘凹陷处。

主治：感冒、疟疾、上肢关节痛、上肢肿痛、手背肿痛、肩背痛、手指麻木、糖尿病等。

◇外关

定位：位于手背腕横纹上2寸，尺桡骨之间。

主治：热病、感冒、头痛、耳鸣、耳聋、目赤、颈项强痛、肋间神经痛、手颤、指节痛等。

◇支沟

定位：位于腕背横纹上3寸，桡、尺骨之间的凹陷处。

主治：耳鸣、耳聋、热病无汗、呕吐、心痛、胸膜炎、胸肋胀痛、肩背酸痛、产后血晕、瘫痪、便秘等。

◇会宗

定位：位于腕背横纹上3寸，支沟穴尺侧约1寸，尺骨的桡侧缘。

主治：耳聋、哮喘、上肢痹痛等。

3. 认清手部反射区

（1）头（脑）

定位：位于双手掌侧，十指末节螺纹面均为大脑反射区。

主治：头痛、头昏、失眠、高血压、中风、脑血管病变及神经衰弱等高级神经活动疾病。

（2）额窦

定位：位于双手掌面，十指尖端约0.3到0.5寸范围内。左额窦反射区在右手上，右额窦反射区在左手上。

主治：前头痛、头顶痛、头晕、头重、发热、失眠及耳、鼻、鼻窦疾病等。

（3）垂体

定位：位于双手拇指指腹中央，在大脑反射区深处。

主治：各种内分泌失调疾病如甲状腺、甲状旁腺、肾上腺、性腺等功能失调及小儿生长发育不良、更年期综合征、骨质疏松症、心脏病、高血压、低血压、贫血等。

（4）鼻

定位：拇指第二节桡侧，赤白肉际，包括指甲后横条部分。

主治：鼻炎、鼻窦炎、鼻出血、鼻息肉、上呼吸道感染、头痛、头晕等。

（5）眼

定位：位于掌侧食指指根桡侧至中指指根尺侧。

主治：结膜炎、角膜炎、青光眼、白内障、近视等眼疾和眼底病变等。

左手手背反射区（图1-7）

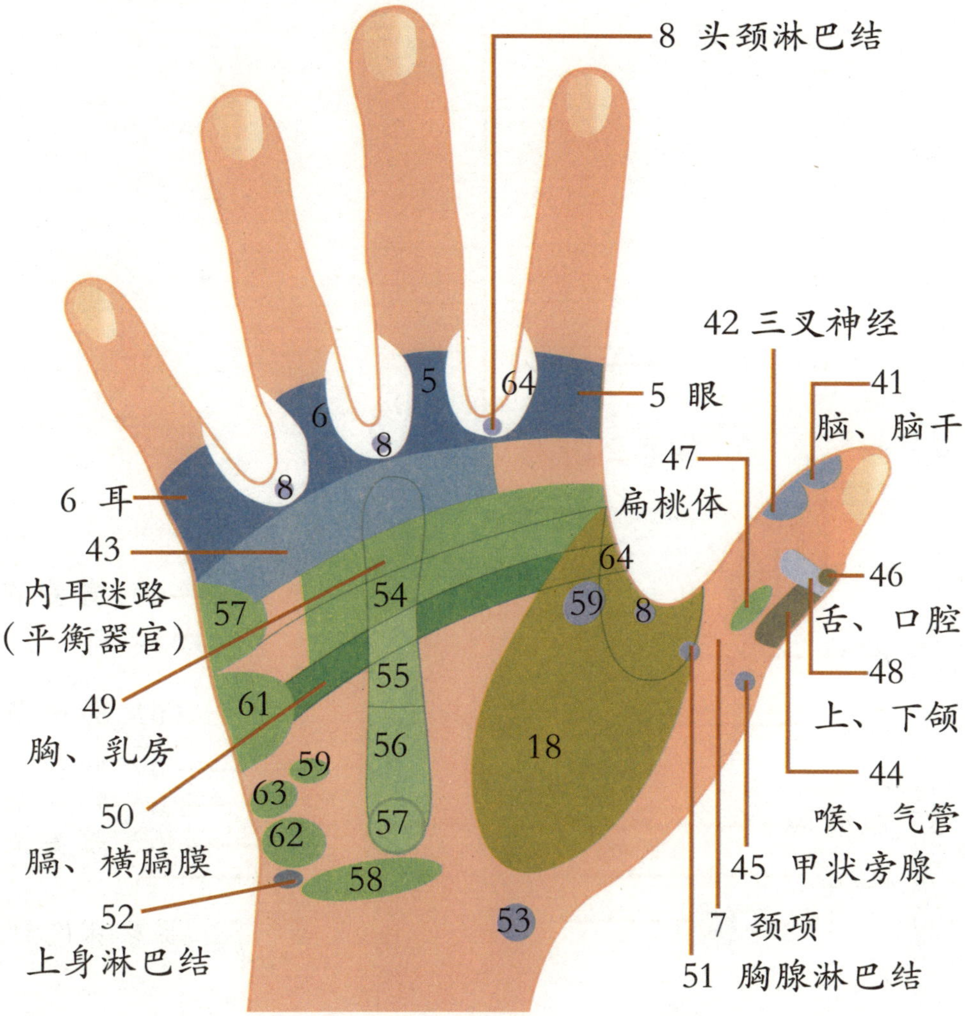

图1-7

右手手背反射区（图1-8）

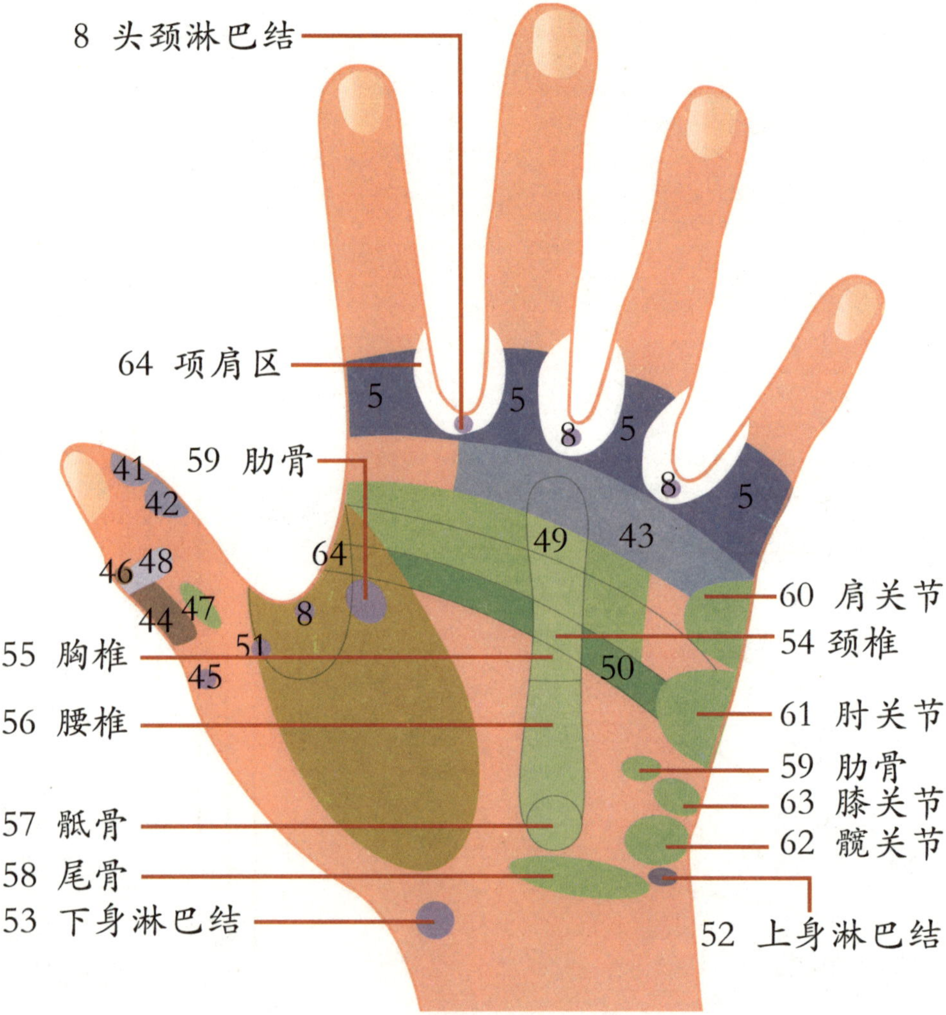

图1-8

左手手掌反射区（图1-9）

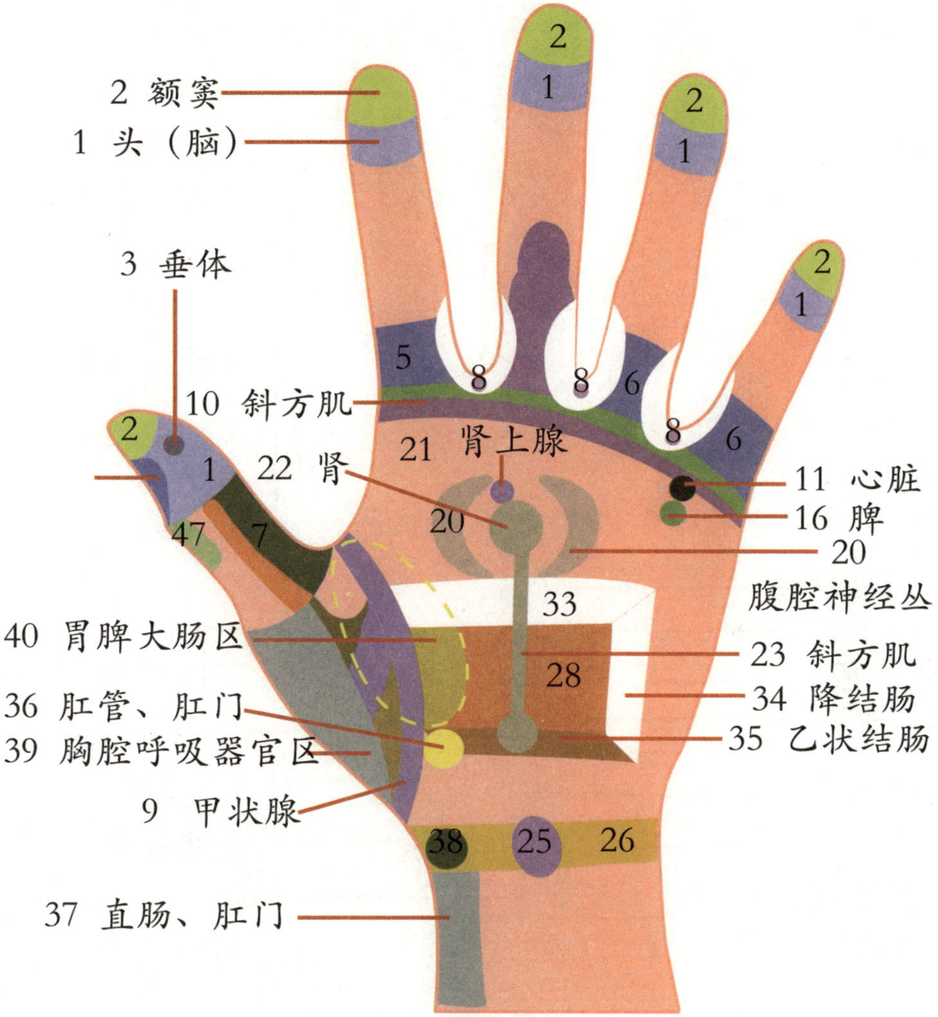

图1-9

右手手掌反射区（图1-10）

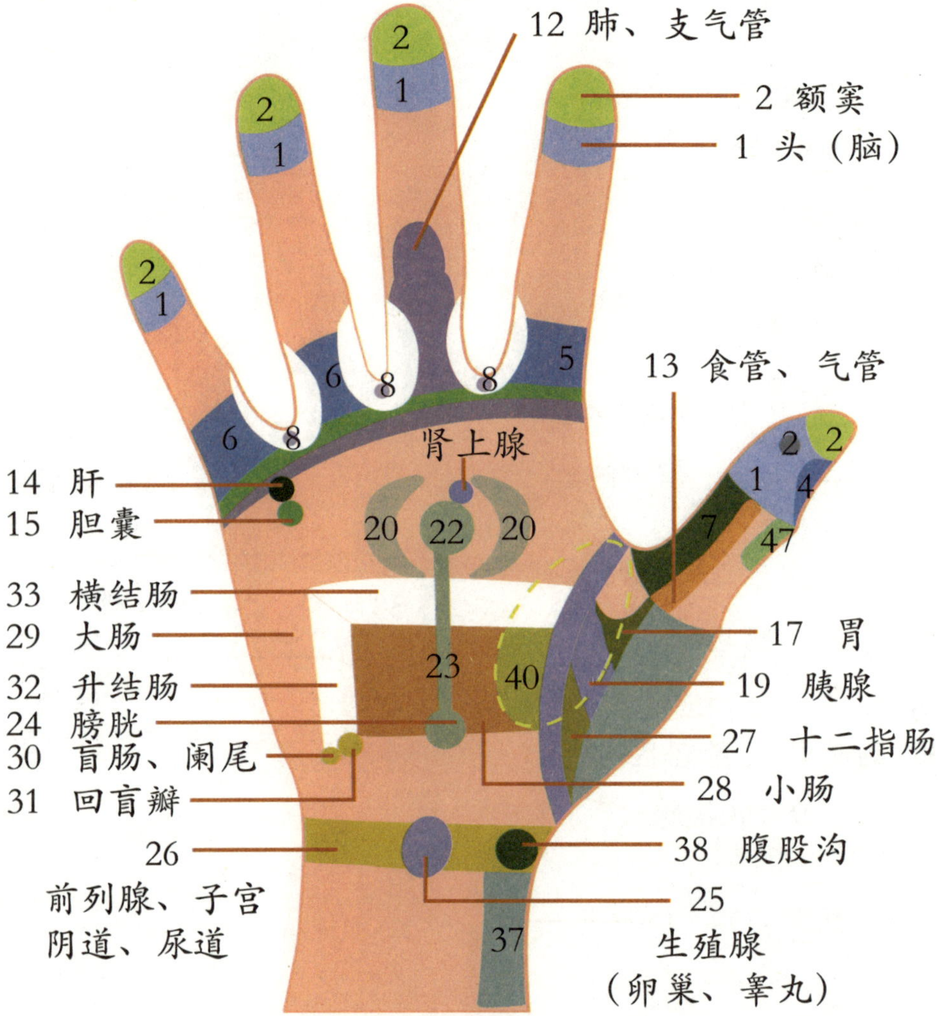

图1-10

（6）耳

定位：双手手掌和手背第四、第五指指根部之间。左耳反射区在右手上，右手反射区在左手上。

主治：各种耳疾（中耳炎、耳聋、耳鸣）、眩晕、晕车、腮腺炎等。

（7）颈项

定位：双手拇指近节掌侧和背侧。

主治：颈项酸痛、僵硬、落枕、颈椎病等。

（8）头颈淋巴结

定位：双手各指间根部凹陷处，手掌和手背侧均有头颈淋巴结反射区。

主治：眼、耳、鼻、舌、口腔、牙齿疾病及淋巴结肿大、甲状腺肿大和免疫功能低下等。

（9）甲状腺

定位：位于双手掌侧近心端第一、第二掌骨之间，再转向拇指间方向至虎口边缘连成带状区域。转弯处为反射区的敏感点。

主治：甲状腺功能亢进或减退、甲状腺炎、甲状腺肿大、心悸、失眠、烦躁、肥胖、小儿生长发育不良等。

（10）斜方肌

定位：位于手掌侧面，在眼、耳反射区下方，呈一横向带状区域。

主治：颈、肩背部疼痛、落枕、颈椎病、手无力等。

（11）心脏

定位：位于左手尺侧，手掌及手背第四、第五掌骨之间，近掌骨头处。

主治：心脏疾病（心律不齐、心绞痛、冠心病等）、高血压等。

（12）肺、支气管

定位：肺部反射区位于双手掌侧，横跨第二、第三、第四、第五掌骨，靠近掌指关节区域，斜方肌反射区下；支气管反射区位于中指第三节指节骨，中指根部反应最为敏感。

主治：肺与支气管疾患（如肺炎、支气管炎、肺结核、哮喘、胸闷等）、鼻炎、皮肤病等。

（13）食管、气管

定位：位于双手拇指近节指骨桡侧，赤白肉际处。

主治：食管肿瘤、食管炎症、气管疾患等。

（14）肝

定位：位于右手的掌侧及背侧，第四、第五掌骨体之间近掌骨头处。

主治：肝脏疾患（如肝区不适、肝炎、肝硬化）、消化系统疾病（腹胀、腹痛、消化不良等）、高脂血症、眼病、眩晕、扭伤、指甲疾病等。

（15）胆囊

定位：位于右手的掌侧和背侧，第四、第五掌骨之间，紧靠肝反射区的腕侧下方。

主治：胆囊炎、胆石症、胆道蛔虫病、厌食、消化不良、高脂血症、肠胃功能紊乱、肝脏疾病、失眠等。

（16）脾

定位：位于左手掌侧第四、第五掌骨间，膈反射区域横结肠反射区之间。

主治：炎症、发热、贫血、肌肉酸痛、舌炎、唇炎、食欲不振、消化不良、皮肤病等。

（17）胃

定位：双手第一掌骨体远端。

主治：胃炎、胃溃疡、胃下垂、消化不良等。

（18）血压区

定位：位于手背，第一掌骨、第二掌骨及阳溪穴所围成的区域即是指近节指骨近端1/2的桡侧。

主治：头痛、头昏、高血压、低血压、眩晕、呕吐。

（19）胰腺

定位：位于双手胃反射区与十二指肠反射区之间，第一掌骨体中部。

主治：胰腺炎、胰腺肿瘤、消化不良、糖尿病等。

（20）腹腔神经丛

定位：位于双手掌侧第二、第三掌骨及第三、第四掌骨之间，肾反射区的两侧。

主治：胃肠功能紊乱、腹胀、腹泻、胸闷、呃逆、更年期综合征、生殖系统疾病等。

（21）肾上腺

定位：位于双手掌侧第二、第三掌骨体之间，距离第二、第三掌骨头0.5寸处。

主治：肾上腺功能亢进或低下、各种感染性疾病、各种过敏性疾病、哮喘、风湿病、心律不齐、昏厥、糖尿病、生殖系统疾患等。

（22）肾

定位：位于双手掌中央，相当于劳宫穴处。

主治：急慢性肾炎、泌尿系统结石、肾功能不全、高血压、动脉硬化、贫血、慢性支气管炎、骨折、斑秃、眩晕、耳鸣、水肿等。

（23）输尿管

定位：位于双手掌中部，肾反射区域膀胱反射区之间的带状区域。

主治：输尿管结石、尿路感染、肾积水、高血压、动脉硬化症等。

（24）膀胱

定位：位于手掌下方，大、小鱼际交接的凹陷处，其下为头状骨骨面。

主治：泌尿系统疾病及动脉硬化、高血压等。

（25）生殖腺（卵巢、睾丸）

定位：位于双手掌根部腕横纹中点处，相当于手厥阴心包经之“大陵穴”。

主治：性功能低下、不孕症、月经不调、痛经、前列腺增生、子宫肌瘤等。

（26）前列腺、子宫、阴道、尿路

定位：位于双手掌侧腕横纹中点两侧的带状区域。

主治：前列腺炎、前列腺增生、尿路感染、阴道炎、白带增多、子宫发育异常、子宫肌瘤、宫颈炎、子宫内膜异位症等生殖系统疾病。

（27）十二指肠

定位：位于双手掌侧，第一掌骨体近端，胰反射区下方。

主治：十二指肠炎、十二指肠溃疡、食欲不振、腹胀、消化不良等。

（28）小肠

定位：位于双手掌心被结肠反射区及直肠反射区所包围的区域。

主治：小肠炎症、腹泻、肠功能紊乱、消化不良等。

（29）大肠

定位：位于双手掌侧中下部分。自右手掌尺侧手腕骨前缘起，顺右手掌第四、五骨间隙向手指方向上行，至第五掌骨体中段，约与虎口水平位置时转向桡侧，平行通过第四、第三、第二掌骨体中段，至左手第二、第三、第四掌骨体中段，转至手腕方向，沿第四、第五掌骨之间至腕关节止。包括盲肠、阑尾、回盲瓣、升结肠、横结肠、降结肠、乙状结肠、肛肠、肛门各区。

主治：腹胀、腹泻、便秘、消化不良、阑尾炎、结肠炎、腹痛、结肠肿瘤、直肠炎、乙状结肠炎、痔疮、肛裂等。

（30）盲肠、阑尾

定位：位于右手掌侧，第四、第五掌骨底与腕骨接合部近尺侧。

主治：腹泻、腹胀、便秘、消化不良、阑尾炎及其手术后腹痛等。

（31）回盲瓣

定位：位于右手掌侧，第四、第五掌骨与腕骨结合部近桡侧，盲肠、阑尾反射区上方。

主治：下腹胀气、腹痛。

（32）升结肠

定位：位于右手掌侧，第四、第五掌骨之间、腕掌关节结合部之盲肠、阑尾、回盲瓣反射区至第四、第五掌骨体中部，约等于虎口水平之间的带状区域。

主治：腹泻、腹胀、便秘、结肠炎等。

（33）横结肠

定位：位于右手掌侧，位于升结肠反射区至虎口之间的带状区域；左手掌侧与右手相对应的区域，其尺侧接近结肠反射区。

主治：腹泻、腹痛、便秘、结肠炎等。

（34）降结肠

定位：位于左手掌侧，平虎口水平，第四、第五掌骨至腕骨之间的带状区域。

主治：腹泻、腹痛、便秘、结肠炎等。

（35）乙状结肠

定位：位于左、右掌侧，第五掌骨与钩骨交接的腕掌关节处至第一、第二掌骨结合部的带状区域。

主治：直肠炎、便秘、结肠炎、乙状结肠炎等。

（36）肛管、肛门

定位：位于左手掌侧，第二腕掌关节处，乙状结肠反射区的末端。

主治：肛门周围炎、痔疮、肛裂、便血、便秘、脱肛等。

（37）直肠、肛门

定位：位于双上肢前臂桡侧远端约三横指的带状区域。

主治：痔疮、肛裂、便血、便秘、脱肛等。

（38）腹股沟

定位：位于双手掌侧腕横纹桡侧端，桡骨头凹陷处，相当于手太阴肺经之“太渊穴”。

主治：生殖系统疾病、性功能低下、前列腺增生及年老体弱等。

（39）胸腔呼吸器官区

定位：位于手掌侧、拇指指间关节横纹至腕横纹之间的区域。

主治：胸闷、咳嗽、气喘等呼吸系统病症。

（40）胃脾大肠区

定位：位于手掌面，第一、第二掌骨之间的椭圆形区域。

主治：消化不良、食欲不振、腹胀腹泻、贫血、皮肤病等。

（41）小脑、脑干

定位：位于双手掌侧，拇指指腹尺侧面，即拇指末节指骨体近心端1/2尺侧缘。右小脑、脑干反射区在左手。左小脑、脑干反射区在右手。

主治：头痛、眩晕、失眠、记忆力减退、高血压、震颤麻痹等。

（42）三叉神经

定位：位于双手掌面，拇指指腹尺侧缘远端，即拇指末节指腹远端1/2尺侧缘，小脑及脑干反射区的上方。左三叉神经反射区在右手，右三叉神经反射区在左手。

主治：偏头痛、牙痛、眼眶痛、面部神经麻痹、三叉神经痛等。

（43）内耳迷路（平衡器官）

定位：位于双手背侧，第三、四、五掌指关节之间，第三、第四、第五指根部结合部。

主治：头晕、晕车晕船、美尼尔综合征、耳鸣、低血压、高血压、平衡障碍等。

（44）喉、气管

定位：位于双手拇指近节指骨背侧中央。

主治：气管炎、咽喉炎、咳嗽、气喘、上呼吸道感染、声音嘶哑等。

（45）甲状旁腺

定位：位于双手桡侧第一掌指关节背部凹陷深处。

主治：甲状旁腺功能亢奋或低下、佝偻病、低钙性肌肉痉挛、过敏性疾病等。

（46）舌、口腔

定位：位于双手拇指背侧，指间关节横纹的中央处。

主治：口舌生疮、味觉异常、口腔溃疡、口干唇裂、口唇疱疹等。

（47）扁桃体

定位：位于双手拇指近节背侧正中线肌腱的两侧。

主治：扁桃体炎、上呼吸道感染、发热等。

（48）上、下颌

定位：位于双手拇指背侧，拇指指间关节横纹与上下最近皱纹之间的带状区域。横纹远侧为上颌，横纹近侧为下颌。

主治：龋齿、牙周炎、牙龈炎、牙周病、牙痛、口腔溃疡、颞颌关节炎等。

（49）胸、乳房

定位：位于手背第二、第三、第四掌骨的远端。

主治：胸部疾病、各种肺病、食管疾病、心脏病、乳房疾患、乳汁不足、胸部软组织损伤等。

（50）膈、横膈膜

定位：位于双手背侧，横跨第二、第三、第四、第五掌骨中点的带状区域。

主治：呃逆、腹痛、恶心、呕吐等。

（51）胸腺淋巴结

定位：位于第一掌指关节尺侧。

主治：各种炎症、发热、囊肿、乳腺炎、乳房或胸部肿块、胸痛、免疫力低下。

（52）上身淋巴结

定位：位于双手背部尺侧，手背腕骨与尺骨之间的凹陷处。

主治：各种炎症、发热、囊肿、子宫肌瘤、白细胞减少症、免疫力低下、癌症等。

（53）下身淋巴结

定位：位于手背桡侧缘，手背腕骨与前臂桡骨之间的凹陷处。

主治：各种炎症、发热、囊肿、子宫肌瘤、蜂窝织炎、免疫力低下等。

（54）颈椎

定位：位于双手各指近节指骨背侧近桡侧，以及各掌骨背侧远端，约整个掌骨体的1/5。

主治：颈椎病、落枕、颈项酸痛或僵硬等。

（55）胸椎

定位：位于双手背侧，各掌骨远端约占整个掌骨体的1/2。

主治：颈、肩背部软组织损伤及胸椎病变等。

（56）腰椎

定位：位于双手背侧，各掌骨近端约占整个掌骨体的1/2。

主治：腰酸背痛、急性腰损伤、慢性腰肌劳损、腰椎骨质增生、腰椎间盘突出症等各种腰椎病变、坐骨神经痛。

（57）骶骨

定位：位于手背侧，各腕掌关节结合处。

主治：坐骨神经痛、腰骶损伤、便秘等。

（58）尾骨

定位：位于手背侧，腕背横纹区域。

主治：骶尾骨部损伤、疼痛等。

（59）肋骨

定位：位于双手背侧，内侧肋骨反射区位于第二掌骨体中部偏远端的桡侧；外侧肋骨反射区位于第四、第五掌骨之间，近掌骨底的凹陷处。

主治：肋骨病变、肋软骨炎、肋膜炎、胸闷、胸痛、胸膜炎、胸肋疼痛等。

（60）肩关节

定位：第五掌指关节尺侧凹处。手背部为肩前反射区，赤白肉际处为肩中部反射区，手掌部为肩后部反射区。

主治：肩关节周围炎、肩部损伤、肩峰下滑囊炎等肩部疾患。

（61）肘关节

定位：位于手背侧，第五掌骨体中部尺侧处。

主治：网球肘等肘部病痛、上肢瘫痪等。

（62）髋关节

定位：位于双手背侧，尺骨和桡骨茎突骨面的周围。

主治：髋关节疼痛、坐骨神经痛、肩关节疼痛、腰背痛等。

（63）膝关节

定位：位于第五掌骨近端尺侧缘与腕骨所形成的凹陷处。手背部为膝前部，赤白肉际处为膝两侧部，手掌部为膝后部。

主治：膝关节病变及下肢瘫痪等。

（64）颈肩区

定位：位于双手各指根部近节指骨的两侧及各掌指关节结合部。手背面为颈肩后区，手掌面为颈肩前区。

主治：颈椎病、肩周炎等各种颈肩部疾病等。

4. 认清全息穴

生物全息理论为山东张颖清教授所创，其中手部全息穴位简便易记，取用方便，疗效肯定，且有一定的诊断意义。第二掌骨体桡侧从远心端的头穴到近心端的足穴依次排列12穴，第五掌骨尺侧从远心端的头穴到近心端的生殖穴依次排列8穴，可以拇指指端或指甲向掌骨体按掐为主要手法治疗相应脏器的疾病。现分别介绍如下。

（1）手部第二掌骨桡侧全息穴位（图1-11）

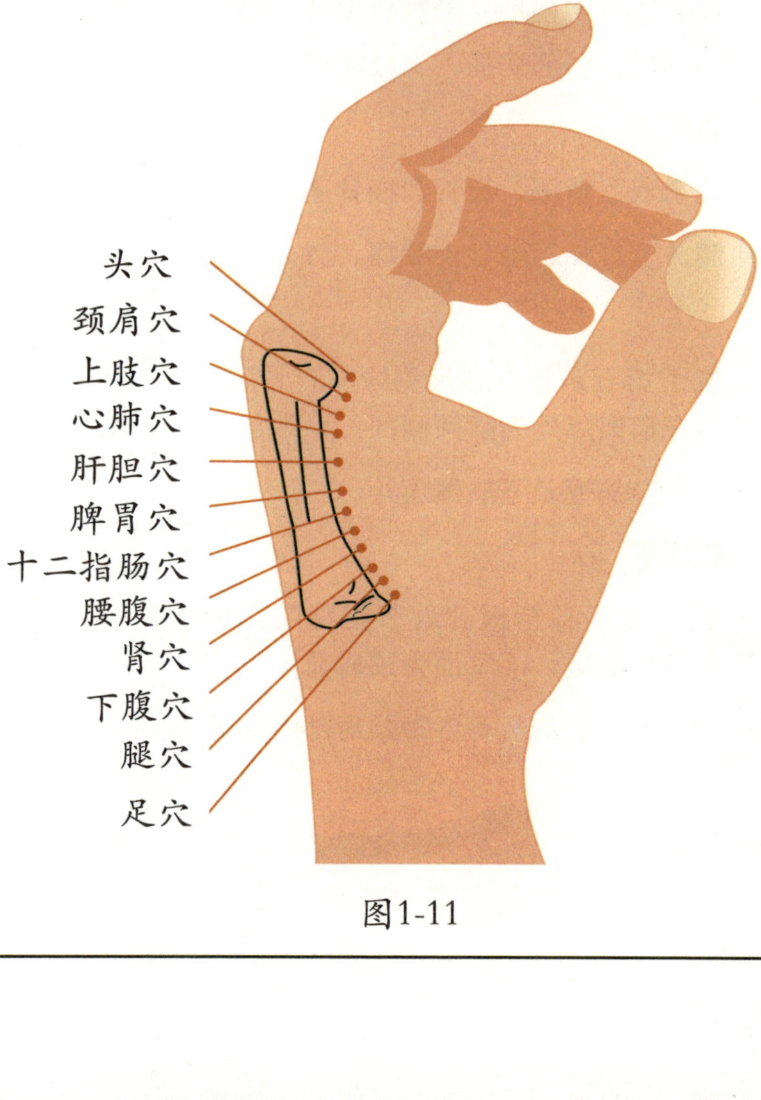

图1-11

◇头穴

定位：位于第二掌骨小头桡侧。

主治：头痛、牙痛、三叉神经痛、急性结膜炎及头面、眼、耳、鼻、口、牙、脑等部位疾病。

◇颈肩穴

定位：位于第二掌骨体远端桡侧，头穴与上肢穴之间。

主治：颈肩、甲状腺、咽喉、气管上段、食管上段等部位的疾病。

◇上肢穴

定位：位于第二掌骨体远心段桡侧，颈肩穴与心肺穴之间。

主治：肩、上肢、肘、腕、手及食管中段的疾病。

◇心肺穴

定位：位于第二掌骨体远心端桡侧，头穴与脾胃穴连线的中点。

主治：心、肺、胸、乳房、气管下段、食管下段及背部疾病。

◇肝胆穴

定位：位于第二掌骨体中段桡侧，脾胃穴与心肺穴连线的中点。

主治：肝胆疾病。

◇脾胃穴

定位：位于第二掌骨体中段桡侧，头穴与足穴连线的中点。

主治：脾、胃及胰脏疾病。

◇十二指肠穴

定位：位于第二掌骨体中段桡侧，脾胃穴与肾穴之间。

主治：结肠右曲痛及十二指肠疾病。

◇腰腹穴

定位：位于第二掌骨体近心端桡侧，脾胃穴与肾穴之间。

主治：腰扭伤、腰腿痛、大肠与小肠疾病。

◇肾穴

定位：位于第二掌骨体近心端桡侧，脾胃穴与足穴连线的中点。

主治：肾、输尿管、大肠、小肠疾病。

◇下腹穴

定位：位于第二掌骨体近心端桡侧，肾穴与腿穴之间。

主治：下腹部、骶尾部、子宫、膀胱、结肠、直肠、阑尾、卵巢、阴道、睾丸、尿道、肛门等部位疾病。

◇腿穴

定位：位于第二掌骨体近端桡侧，下腹穴与足穴之间。

主治：臀部、股部、膝关节等下肢疾病。

◇足穴

定位：位于第二掌骨基底部桡侧，第一、第二掌骨侧近拇指侧的交点处。

主治：足、踝部疾病。

（2）手部第五掌骨尺侧全息穴位（图1-12）

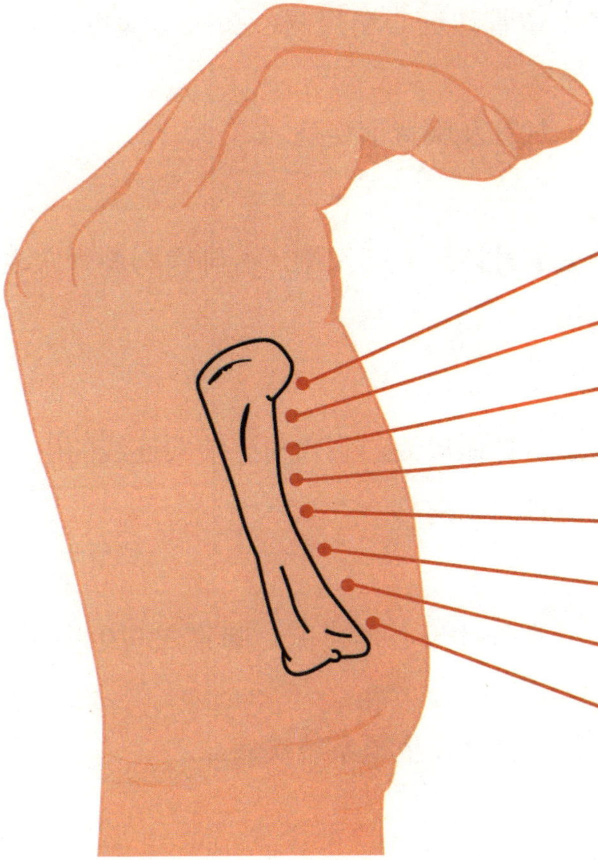

图1-12

◇头穴

定位：位于第五掌骨小头尺侧。

主治：头面部及眼、耳、鼻、口腔等疾病。

◇颈肩穴

定位：位于第五掌骨体远端尺侧，头穴与心肺穴之间。

主治：肩周炎、肩部扭伤、落枕、颈椎病等。

◇心肺穴

定位：位于第五掌骨体远心端尺侧，头穴与脾胃穴连线的中点处。

主治：心、肺、气管及胸背部疾病。

◇肝胆穴

定位：位于第五掌骨体远心端尺侧，心肺穴与脾胃穴之间。

主治：肝胆疾病。

◇脾胃穴

定位：位于第五掌骨体尺侧，头穴与生殖穴连线的中点处。

主治：脾、胃、肌肉疾病。

◇肾穴

定位：位于第五掌骨体近心端尺侧，脾胃穴与生殖穴连线之近脾胃穴1/3处。

主治：遗尿、肾、膀胱及生殖系统疾病。

◇脐周穴

定位：位于第五掌骨体近心端尺侧，脾胃穴与生殖穴连线之近生殖穴1/3处。

主治：结肠炎、小肠炎、腰扭伤等疾病。

◇生殖穴

定位：位于第五掌骨基底部尺侧。

主治：生殖系统疾病、肛周疾病、腰腿痛等疾病。

5. 认清手针穴

（1）手背侧穴位 （图1-13）（图1-14）

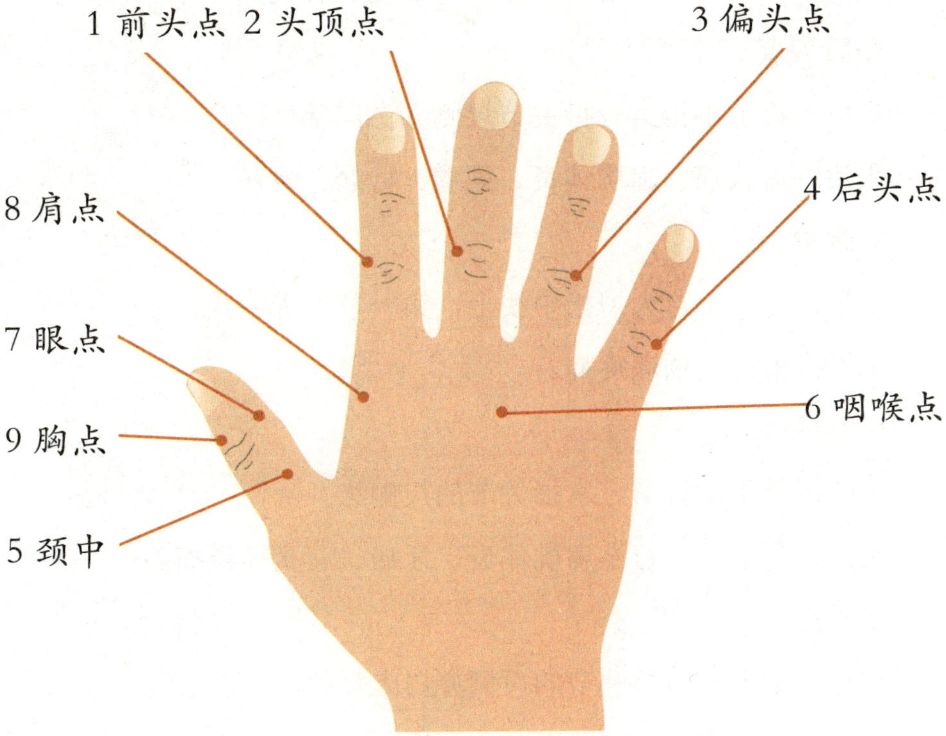

图1-13

◇前头点

定位：位于食指第一指关节桡侧赤白肉际。

主治：前头痛、胃肠痛、阑尾炎、吐泻、膝关节炎、踝及趾关节扭伤等。

◇头顶点

定位：位于中指第一指关节桡侧赤白肉际。

主治：头顶痛、神经性头痛、痛经。

◇偏头点

定位：位于无名指第一指关节尺侧赤白肉际处。

主治：偏头痛、胸胁痛、肋间神经痛、肝胆痛。

◇后头点

定位：位于小指第一指关节尺侧赤白肉际处。

主治：后头痛、扁桃体炎、颊痛、臂痛、呃逆。

◇颈中、

定位：位于手背大拇指中线上，第一节指骨中点处。

主治：落枕、颈项疼痛。

◇咽喉点

定位：位于手背第三掌指关节的尺侧缘。

主治：咽喉炎、急性扁桃体炎、牙痛、三叉神经痛。

◇眼点

定位：位于拇指指关节的尺侧赤白肉际处。

主治：多种眼病，如目赤肿痛、视物模糊、青光眼等。

◇肩点

定位：位于食指掌指关节桡侧赤白肉际处。

主治：肩部疾病，如肩部扭伤、肩周炎等。

◇胸点

定位：位于拇指指关节桡侧赤白肉际处。

主治：胸痛、吐泻、癫痫。

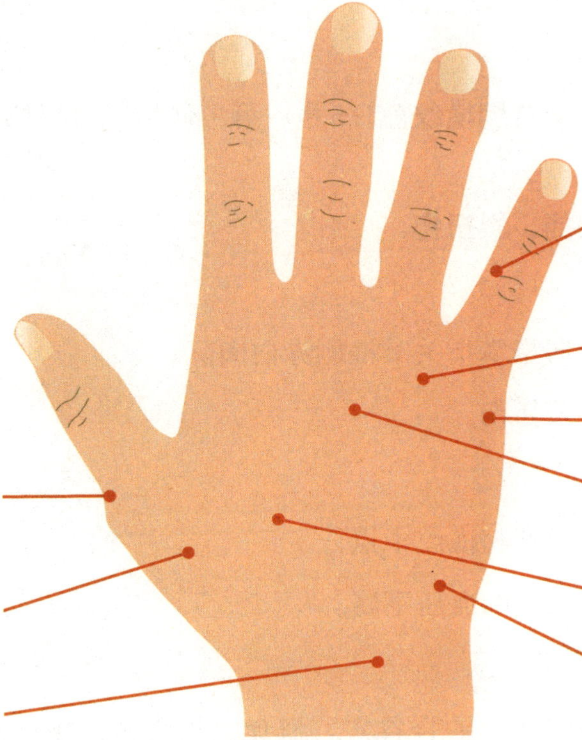

图1-14

◇脊柱点

定位：位于小指掌指关节尺侧赤白肉际处。

主治：韧带扭伤、腰痛、椎间盘突出、骶尾痛、耳鸣、鼻塞。

◇坐骨点

定位：位于第四、五掌指关节间，靠近第四掌指关节处。

主治：坐骨神经痛、髋关节及臀部疼痛。

◇会阴点

定位：位于小指第一指关节桡侧赤白肉际。

主治：会阴部痛、痛经等。

◇腰腿点

定位：位于手背腕横纹前1.5寸，第二伸指肌腱桡侧，第四伸指肌腱尺侧处。

主治：腰腿痛、腰扭伤。

◇踝点

定位：位于拇指掌指关节桡侧赤白肉际。

主治：踝关节扭伤。

◇升压点

定位：位于手背腕横纹中点。

主治：各种原因的血压下降。

◇后合谷

定位：即经络学上的合谷穴。拇食二指张开，虎口与第一、二掌骨结合部连线的中点。

主治：感冒、发烧、咳嗽、呕吐、头痛、牙痛、喉痛、中暑、中风眩晕、肩酸、背痛等多种疾病。

◇腹泻点

定位：位于手背第三、四掌指关节间，上1寸。

主治：腹泻。

◇止痒点

定位：位于腕横纹尺侧缘前1寸，赤白肉际处。

主治：皮肤痒痛。

（2）手掌侧穴位（图1-15）（图1-16）

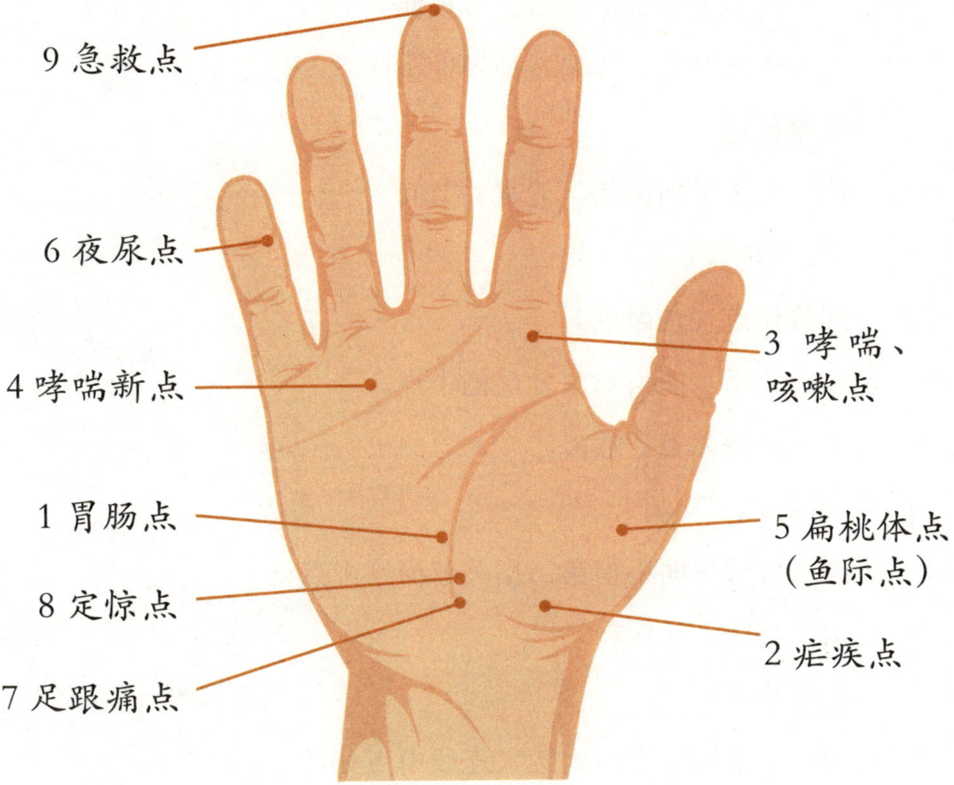

图1-15

◇胃肠点

定位：位于劳宫穴与大陵穴连线中点处。

主治：慢性胃炎、溃疡病、消化不良、胆道蛔虫病。

◇疟疾点

定位：位于第一掌骨与腕关节结合处，大鱼际，桡侧缘。

主治：疟疾发热。

◇哮喘、咳嗽点

定位：位于手掌食指掌指关节尺侧。

主治：支气管炎、哮喘、神经性头痛。

◇哮喘新点

定位：位于掌面第四、五掌关节间。

主治：哮喘。

◇扁桃体点（鱼际点）

定位：位于掌面第一掌骨尺侧中点。

主治：扁桃体炎、喉炎。

◇夜尿点

定位：位于掌面小指第二指关节横纹中点处。

主治：夜尿、尿频。

◇足跟痛点

定位：位于胃肠点与大陵穴连线中点处。

主治：足跟痛。

◇定惊点

定位：位于手掌大、小鱼际交接处。

主治：高热、惊厥。

◇急救点

定位：位于中指，指尖距指甲缘二分许（约两个小米米粒距离）。

主治：昏迷、中暑。

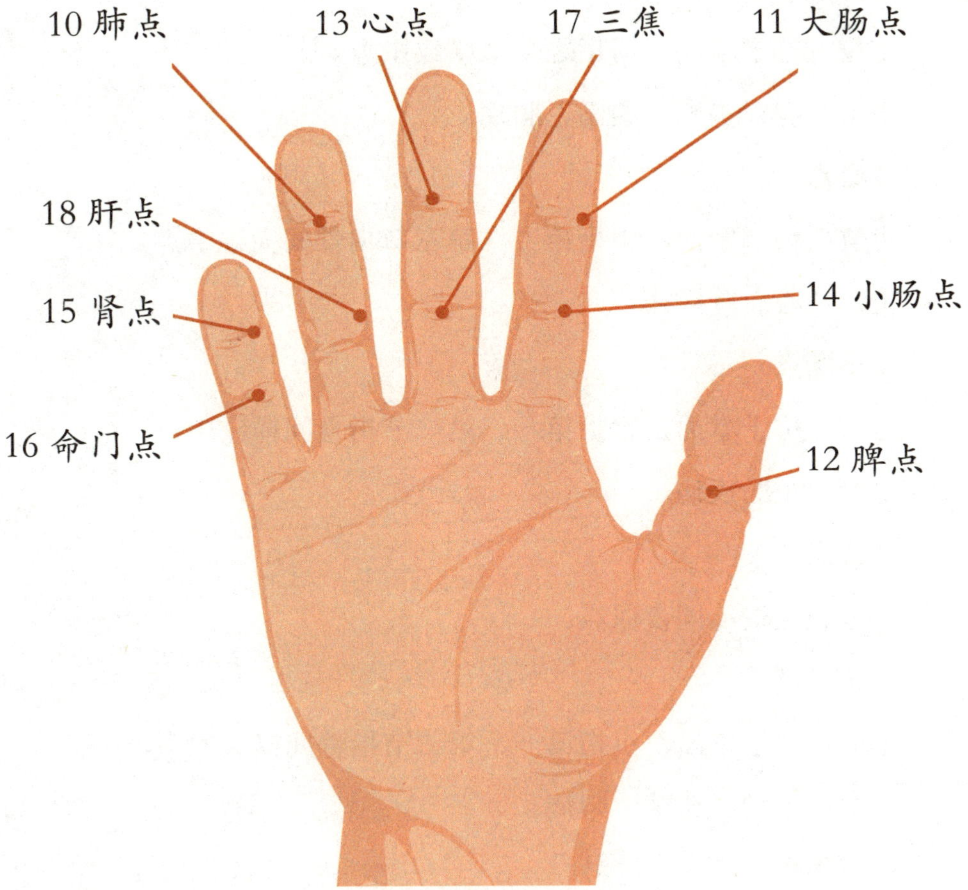

图1-16

◇肺点

定位：位于掌面，无名指第二、第三指骨间横纹中点。

主治：呼吸系统疾病。

◇大肠点

定位：位于掌面，食指第二、第三指骨间横纹中点。

主治：胸腔、盆腔疾病。

◇**脾点**

定位：位于掌面，拇指之关节横纹中点。

主治：脾胃不和、腹泻、腹痛。

◇**心点**

定位：位于掌面，中指第二、第三节指骨间横纹中点。

主治：心血管疾病。

◇**小肠点**

定位：位于掌面，食指第一、第二节指骨间横纹中点。

主治：小肠疾病。

◇**肾点**

定位、主治：同夜尿点。

◇**命门点**

定位：位于掌面，小指第一、第二节指骨间横纹中点。

主治：腰痛、遗精、阳痿。

◇**三焦点**

定位：位于掌面，中指第一、第二节指骨间横纹中点。

主治：胸腹、盆腔疾病。

◇**肝点**

定位：位于掌面，无名指第一、第二节指骨间。

主治：肝胆痛。

6. 从手看经络与脏腑

（1）手与经络的联系

前面介绍了经络在人的手上有6条经脉循行贯穿，分别为手三阳经和手三阴经。手三阳经分为手阳明大肠经、手少阳三焦经、手太阳小肠经。当手臂下垂，手心向内的方位时，它们依次分布在手背的前、中、后。手三阴经分为手太阴肺经、手厥阴心包经、手少阴心经。它们也依次分布在手掌部的前、中、后。至于奇经八脉、十五别络的组成与走向、手的关联不在其内。

经络是人体内气血运行通路的主干和分支，是经脉、络脉及其连属部分的总称。它是人体沟通上下内外，联络脏腑、肢节，运行气血，抗御外邪，调节体内功能的一个密闭的功能系统。手作为整个身体的一个重要部分，通过经络与全身相联系。手为四末，是气血输注、交汇的地方。无论是阴阳的交汇、表里的沟通，还是经脉的聚集、五腧的分布，大都在四末。所以，手作为人体的一个重要部位，只有靠经脉的流畅、气血的充盈，才可以变得强劲有力。

腧穴是人体脏腑经络气血输注出入的特殊部位，是转输、运送气血的孔隙。手部6条经脉的腧穴总共24个。

经脉腧穴分布在十二经脉的循行路线上，它与经络同属于一个系统。经外奇穴与经络也同样密切相连，新针穴位和感应点也是人们通过临床实践和经络的感传现象发现并确定的，它们与十二经脉、奇经八脉、十二经别、十二经筋等有着直接和间接的联系。因此，经络与腧穴的作用密切相连。

当人体受到外邪侵袭或饮食起居失节，生理的相对平衡被打破而处于病态时，经络与腧穴有传递病邪和病证的作用。临床上有些病证可以通过手部腧穴出现的压痛或知觉异常反应以及手表的气、色、形态，辨别疾病之所在。然后，通过针灸、按摩、推拿、割治、埋线、穴位注射药物等疗法治病祛邪。另外，手部腧穴有的通过气功修炼、自我按摩达到健身防病、益寿延年的目的。总之，内脏的变化通过六经的经络反映到手上，这就是验手可诊病的道理，也是手穴可治疗全身疾病的依据。

从治疗的角度看，手的经络和“心”主的神志有着密切的联系。手少阳经的关冲治头痛、心烦、舌强；中诸治头痛、眩晕；手厥阴心包经的中冲治中风昏迷、舌强不语、昏厥；手太阳小肠经的前谷、后溪治惊风、抽搐；少泽治头痛、昏迷；手少阴心经的少冲治癫狂，少府治悲恐善惊，神门治精神恍惚、痴呆、健忘；手阳明大肠经的商阳治中风昏迷、不能言；手太阳肺经的少商治昏厥、精神分裂症，鱼际治咳嗽、喘息、咯血、肺炎、咽喉炎、扁桃体炎等呼吸系统疾病。

（2）手与脏腑的联系

在外表看来，手似乎与脏腑毫无关系。事实上，手与脏腑有着十分密切的关系。手主要通过经络与脏腑有一定的联系，相对应地，脏腑的生理状态、病理变化也能够从手部的一些征象表现出来。中医历来十分重视手诊，即从手的气、色、形态来观察身体的健康状况，且诊脉观手一直以来都是中医诊断中的一大特色。在中医脏学理论中，有不少关于手与脏腑间联系的记载和论述，我们将其做了一定的整理，归结为下面几点：

◇手与心的联系

中医认为，大脑皮层的精神意识和思维活动都是心脏的表现。《素问•灵兰秘典论》记载：“心者，君主之官，神明出焉。”此神明就是指人的思维活动的外在表现。《灵枢•本神篇》也有记载：“所以任物者，谓之心。”这里的心指的就是心脏，也是五脏六腑中最重要的器官。从记载中我们可以得知，手主要是受心的支配。

此外，心主血脉，心血充足，经脉流畅，手也应和面部一样红润、光泽。

◇手与肺的联系

肺是人体中的“娇脏”，为魄之处，气之主。这里的气即营气、卫气、宗气，是指人体内的精微物质，这些营养物质靠肺的输布布散周身，使手能够维持正常的活动。正如明代医学家张景岳所说：“经脉流动，必由于气，气主于肺，故为百脉之朝会。”意思是脚之所以可以走路，手之所以可以拿东西，不仅仅是靠肝血的濡养、心气的推动，而且还要靠肺的输布才可以完成这种支配。

◇手与脾胃的联系

《黄帝内经》记载：“脾生肉”“脾主四肢”“四肢皆禀气于胃”。脾有运化水谷精微的功能，脾气健旺，化源充足，则肌肉丰满，四肢强劲，手灵活有力。反之，若脾失健运，化源不足，肌肉四末失养，以致肌肉消瘦，四肢倦怠无力，手软下垂不能握。又有人以脾主肌肉、四肢的理论为指导，对周期性麻痹，发病时四肢完全不能自主随意活动的患者，采用健脾、和胃、补气、利湿、化痰的方法，获得满意疗效。

◇手与肝的联系

肝主筋，其华在爪。筋，包括肌腱、韧带等纤维结缔组织，它的主要功能为联络骨节，主司运动。《素问·五脏生成篇》记载：“肝之合筋也”。《素问·痿论》也有记载：“肝主身之筋膜。”爪的营养来源与筋相同，故称“爪为筋之余”。爪是手的异称，肝之盛衰可影响到爪甲荣枯的变化。如肝血充盈则爪甲就坚韧、光泽、红润。肝血不足，则爪甲多薄而软，甚则苍白、干枯、变形而易脆裂。小儿高热可见指甲发青，多为惊厥动风的先兆。肝血不足，筋失濡养，筋脉拘挛，手足屈伸无力，热病耗伤肝血，血不养筋，出现手足震颤、抽搐。故望手、诊手对判断“肝”的生理病理有一定的参考价值。现代医学诊断慢性肝炎、肝硬化患者，把反映在手掌部的“肝掌”作为一个条件，对“肝”与手的关系也是一个佐证。

◇手与肾的关系

中医理论认为，肾为先天，主骨、生髓，通于脑。《素问·六节脏象论》记载：“肾者，……其充在骨。”肾气充足，骨质坚硬，手足强劲。反之，肾气不充，骨质不坚，腰脊酸软，手摄无力。脊髓上通于脑，脑为髓海，肾精充足；髓海满盈，“脑”的功能就健旺，思考敏捷，反应灵敏，故被称为“元神之府”的脑，这与现代医学相一致。所以，人的思维活动除了心主神明，也受肾精是否充足所支配。故又有“肾主伎巧”之说。反之，髓海空虚，精神萎靡，反应迟钝，智力低下。另外，肺主呼气，肾主纳气，肾气不纳，喘息疲惫，手握无力，久之可见手指肿大如鼓槌，手不能握。导致肺心病、风心病心力衰竭，出现中医肾阳虚衰的症候。

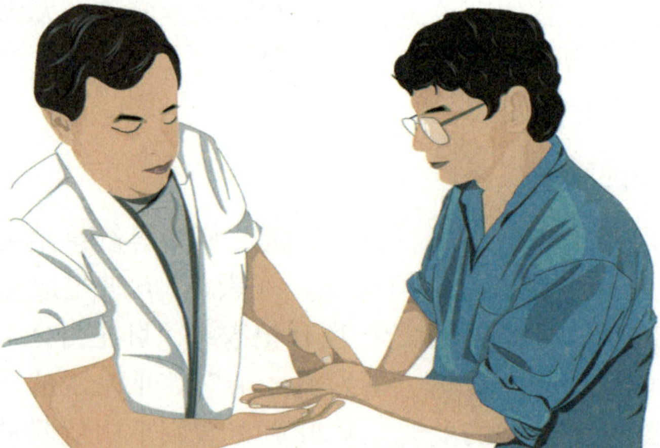

第二章 手掌：疾病的观测器

手掌是手诊的关键，百分之八十的疾病可以通过对手掌的观察发现，无论是身体的哪个部位、器官出现问题，手掌的气、色、纹路都会随之改变，从而我们可以获知疾病。而这种诊病方式看似神奇，但并不神秘，只要掌握了相关基本要素，普通人也可以通过观察手掌的变化，了解自身的健康状况。

一、看掌纹，诊疾病

通常，人们所说的掌纹，其实包含了两层意思：掌与纹，除了手掌的薄厚、色泽、静脉之外，大多数情况下指的是掌中褶纹。掌中褶纹也被称为掌屈纹。它包括大鱼际线、近端横褶纹与远端横褶纹，这三者统称为三大屈褶线。除此之外，手掌中还包含了各种各样形态的辅助线和障碍线。在这里，我们说的掌纹重点就是掌中褶纹。

每个人的双掌都是有褶皱纹线的，且各种纹线的长短不一，走向、形态也各有所异，而且这些掌纹也都从不同角度反映了人的健康状况。其实，掌纹就好比人体内部器官的荧光屏，是随着健康状况的变化而改变的，不是静止不变的。一旦人体出现病变，疾病的信号便会自主地传给大脑，然后通过脊髓神经反应在手上。因此，只要人们能够细心观察掌纹的形状、走向、长短、粗细、色泽等，就很容易对自身的健康状况有个大概的了解。

1. 生命线异常提示肺部疾病

生命线（图2-1），顾名思义就是反映人体生命状态的主线，是纵断于拇指和食指间的一道深沟，肺经由此行径而过。健康的生命线，其手纹线条修长、清晰、深刻、呈粉红色、有光泽、粗细适中、无杂纹、无斑点、无分叉，抛物线所包围的大鱼际范围越大，则身体越显健康、素质越好。标准的生命线走向是起于拇指根线与食指根线的中点，终点以不达到手腕线为正常。

在中医学中，脾为后天之本，肾为先天之本，脾肾合一，这正是生命线的意义所在。生命线不仅能够反映一个人精力强弱、个性缓急、是否患有疾病，而且还能够反映出一个人先天遗传素质和后天保养状况。

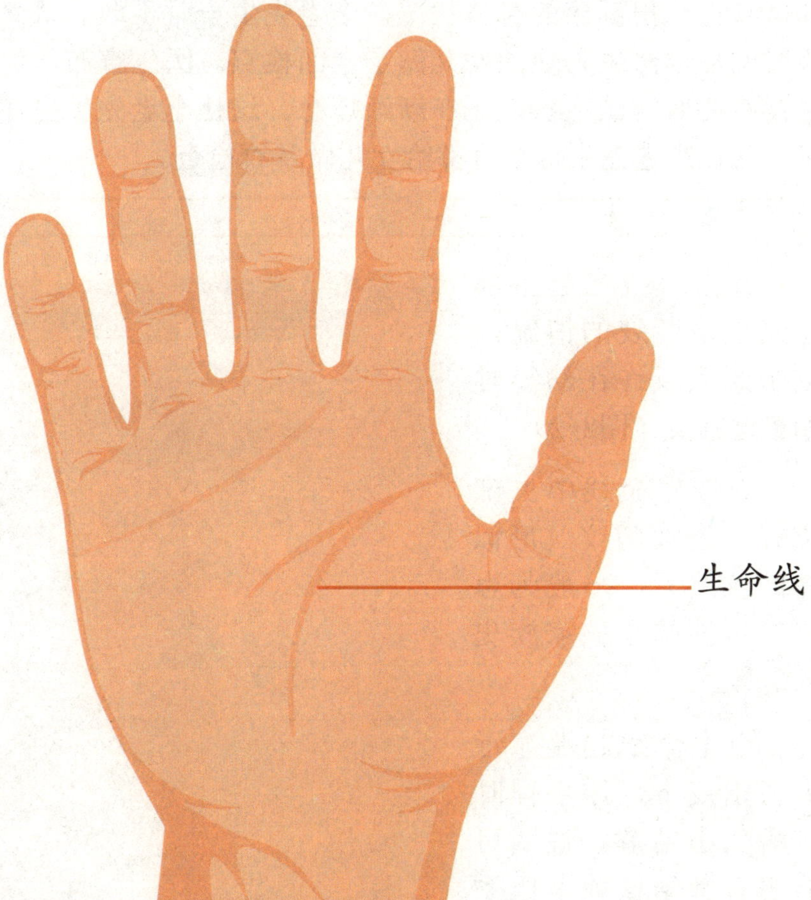

图2-1

【个案呈现】

李老先生是一位退休的老干部，素来对中医学十分感兴趣。这不，最近又迷上了中医手诊。不过还别说，这还真帮了他老人家不少忙。

李老先生的女儿患有先天性心脏病，医生说可能活不了多久了。李老先生也十分无奈，只能尽量治疗，选择冒险再进行一次手术。手术后，李老先生在无意中为女儿擦拭双手的时候发现，女儿的掌纹显示出健康的身体状况，李老先生一时不敢确认，待过了一段时间后，医生为他的女儿做了全面检查。医生宣布，他的女儿已经没有心脏病的症状，正在渐渐痊愈。这让李老先生更加重视手诊了，现在李老先生每个月都给女儿做掌纹检查。

【中医分析】

☆生命线在起始部位就出现断裂的情况，提示此人或许在幼年时期患过肺炎（图2-2）。

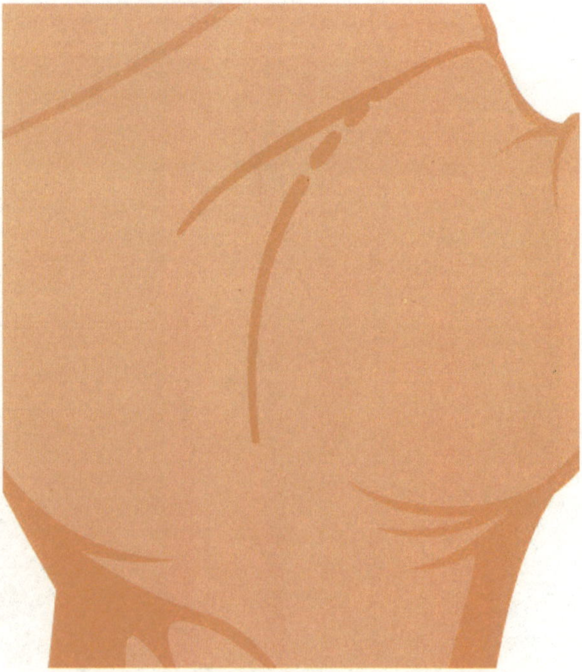
图2-2

☆在生命线中央部位有一个大岛纹（形似岛的纹路），一般为患有遗传性肺结核家族史的信号。

☆生命线起端靠近大拇指皮下，用手捏时有潜伏小结节，说明可能患有肺结核或淋巴系统肿大。

☆在生命线始端就有障碍线，且在生命线中央有几个小岛纹，很可能是肺结核的先兆。

☆如果生命线起始端出现深褐色岛纹，一般提示此人肺部出现问题。

☆生命线上出现很多细小的羽毛状细纹交错，此人可能正罹患肺炎，在疾病痊愈后，此纹便可消失（图2-3）。

☆生命线上出现绿色斑点，一般预示着可能罹患肺炎。

☆生命线为断断续续的线条，则通常提示呼吸器官受障碍，特别是肺部容易发生病变（图2-4）。

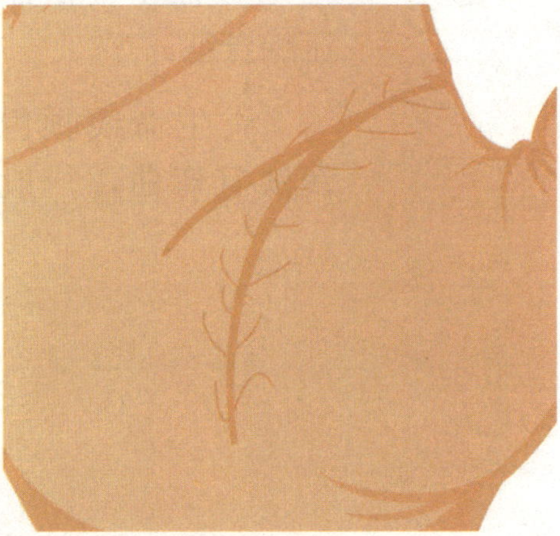

图2-3

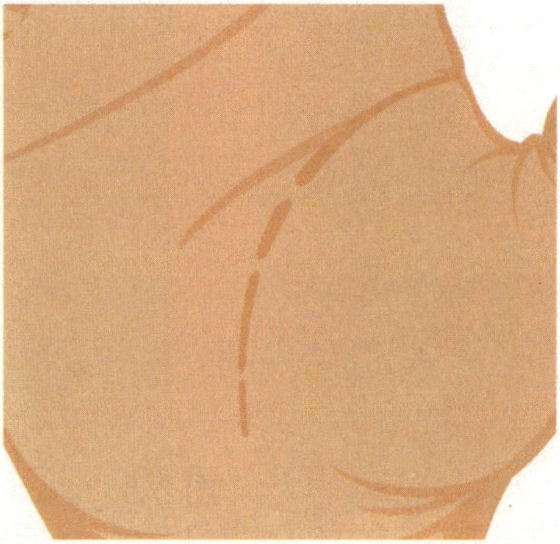

图2-4

【病症追踪】

☆生命线弧度过大，一般为高血压、高血脂、动脉硬化的征象，此人身体极易体力透支，容易发生突发性疾病，呈现酸性体质。

☆整条生命线并非一条平整的线条而是如锁链般长在手上，则通常表示此人体弱多病。锁链在生命线上端，则提示此人青少年时期身体不好，锁链在下端提示中老年时期身体不好。

☆生命线弧度过小，一般为体质虚弱的表现，此类人抵抗力与自我康复能力都不是很好，经常小病缠身，容易发生疲劳性综合征以及低血压综合征。

☆生命线颜色浅淡且弯曲，一般提示心血管功能薄弱（图2-5）。

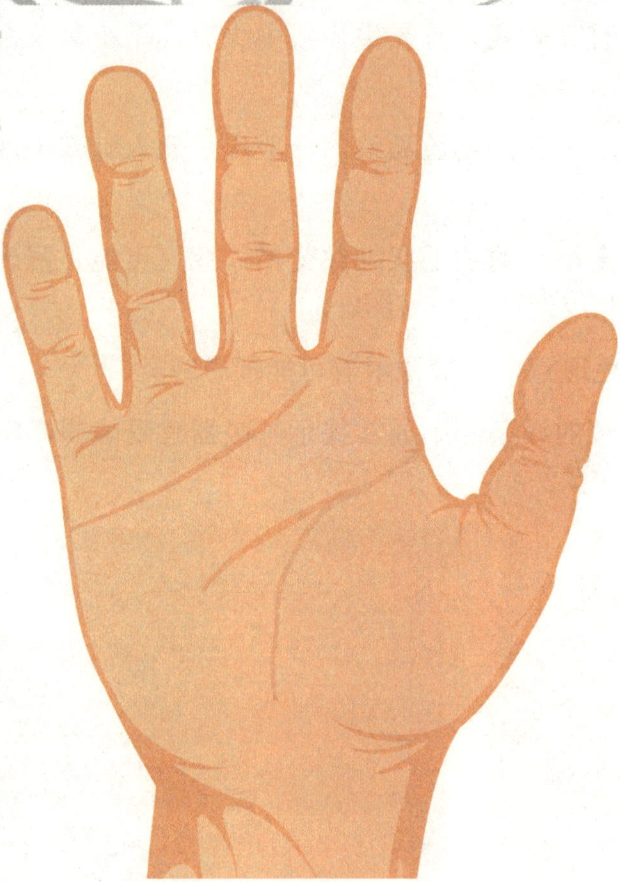

图2-5

☆生命线的尾端被米字纹截断，通常为猝死的征兆（图2-6）。

☆生命线仅仅是全程的一半，通常为患有家族性肝硬化病史的征象。如果双手都有此纹，则基本可以肯定患有家族性肝硬化病史。

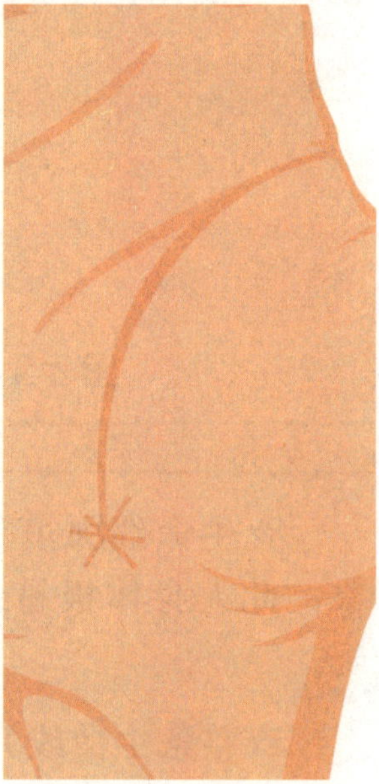

图2-6

☆智慧线弯曲，生命线尾端有米字纹出现，一般为心律不齐的征兆。

【推荐处方】

（1）肺结核手部按摩法

太渊穴、经渠穴、合谷穴、肺点、胸点均有效。

用拇指按压太渊穴、经渠穴、合谷穴各2～3分钟；用食指点按肺点、胸点各2～3分钟。每日1次，10次为1疗程。

（2）肺结核的食疗小方

◇鱼腥草鸡蛋汤：鱼腥草50克，鸡蛋1个。先将鱼腥草加水浓煎取汁，用沸汁冲生鸡蛋1个，一次服下。每日1剂，连用15日。

◇百合黄精粥：百合、山药、黄精各30克。将以上三种原料煮粥食用。每日1次。

◇羊骨髓白蜜汤：羊骨髓100克，生地黄、白蜜各30克，羊油20克。将羊髓和生地黄加水适量，以文火炖煮，熟后滤去药渣，加入羊油及白蜜，放葱、盐少许，煮至汤沸即可。以上为一天量，分2～3次服，连用15日。

（3）肺结核食疗小方

◇胡萝卜蜂蜜汤：胡萝卜1000克，蜂蜜100克，明矾3克。将胡萝卜洗净切片，加水350克，煮沸20分钟，去渣取汁，加入蜂蜜、明矾，搅匀，再煮沸片刻即成。

◇雪梨菠菜根汤：雪梨1个，菠菜根、百合各30克，百部12克。将雪梨洗净切块，菠菜根洗净切成段，与百合、百部一同入锅，加水适量，煎汤，水沸后40分钟即成。

小知识

岛纹：

岛纹，又称岛形纹，是由两条弧线的两端相互连接后构成的，通常为梭状、橄榄形状、蛋壳状的线纹。其范围可大可小，可是独立分开的，也可以是几个相连的。通常情况下，岛形纹的出现，预示着机体存在肿瘤或者炎症性肿块，岛形纹越细、越显完整或没有缺损，越是不利于健康。而过大的岛形纹，通常仅仅告诉你所在的区域代表的脏器比较虚弱，若是四大线中任何一条线出现明显岛形纹，则一般为体内存在病理变化，大病就要发生的征象。

2. 感情线异常提示心脏疾病

感情线又被称为心脏线（图2-7）。健康的感情线，其手纹线条清晰、深刻、红润、有光泽、连贯无断裂、无杂纹、无斑点、无分叉，末端不可短于中指中心垂线，起始于小指下方的掌指关节纹外侧的赤白肉际处，弯向食指方向，到达食指和中指指缝之间。

感情线一般是用来判断一个人的感情状况。实际上，通过感情线来检查一个人的身体状况，也能得到不少信息。中医中讲，得神者昌，失神者亡，乱神者病。观察感情线能够寻找到引起神经错乱的各种病因。而且，可以按照这种思路，超导百感交集的痕迹，从而找到生殖系统、心脑血管系统，心理、精神、思维等方面的种种病因。

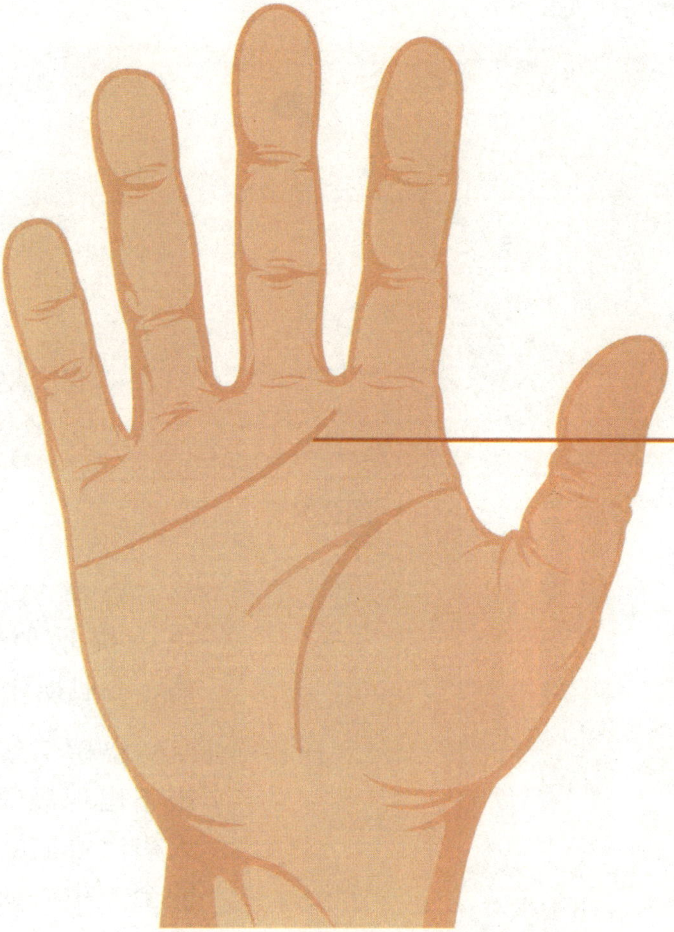

图2-7

【中医分析】

☆感情线在无名指下方位置被两条短直而粗壮的立线切过时，提示此人很可能患有右心室肥大。

☆感情线在运行中被多条短主线切过时，提示此人身体较差，要警惕心脏和肝脏方面的疾病。

☆感情线上出现黑色的斑点，提示此人或许会有心力衰竭、心律失常的情况（图2-8）。

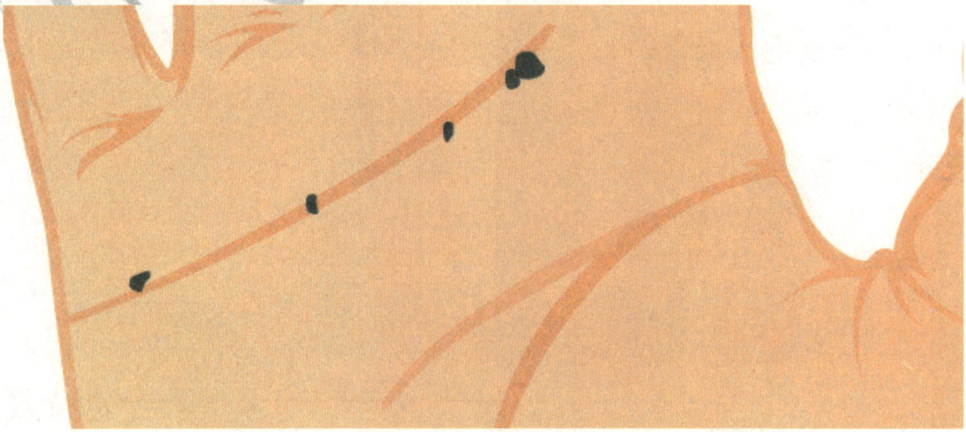

图2-8

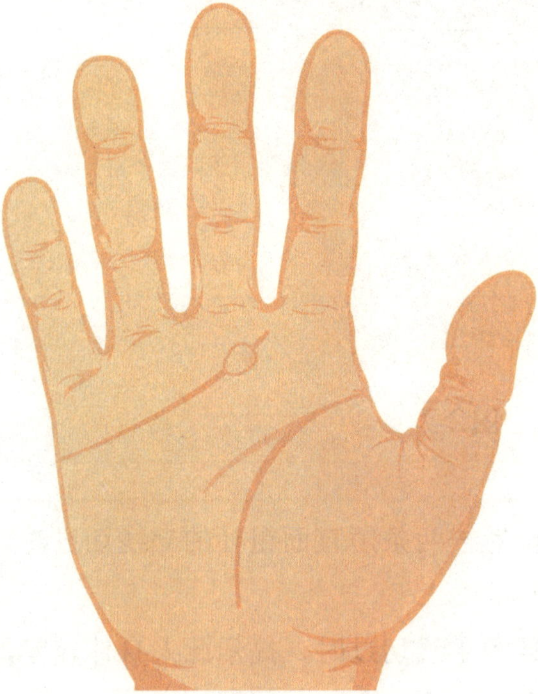

图2-9

☆感情线呈青紫色，提示要预防冠心病、心肌梗死等疾病。

☆感情线在中指指根下出现岛纹，提示此人患有心脏病，很有可能会发生心肌梗死的情况（图2-9）。

☆感情线上出现黑褐色斑点，提示可能由于一些外部原因造成了心脏病变，容易突发冠心病、心绞痛、动脉硬化。

☆感情线很淡、呈现波浪形，并出现切断纹，通常提示此人患有心脏病（图2-10）。

图2-10

【病症追踪】

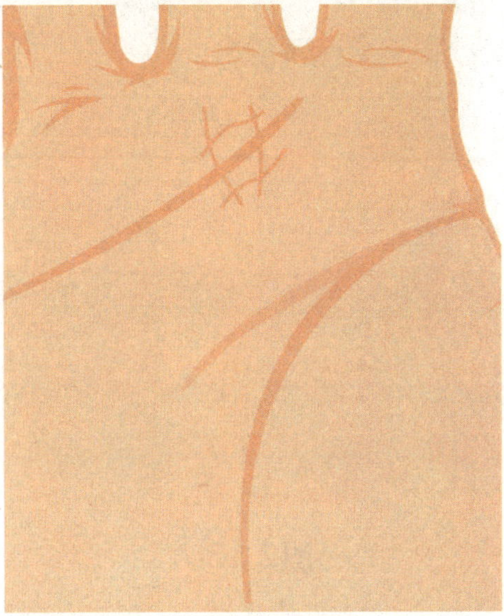

图2-11

☆感情线上有许多细小的羽毛状细纹交错，提示此人可能患有肺炎。

☆在感情线上出现方格形状纹，提示此人的肺炎拖延日久（图2-11）。

☆有些患者的感情线在食指下分支，其分支又有很多的障碍线切过，此多为肺气肿的征象。

☆感情线紊乱，或无名指下有一方形纹扣住感情线，小指、无名指各关节处又有静脉浮露，

☆感情线颜色变深，通常一般提示此人最近没有休息好，也可能是用脑过度、神经衰弱、疲劳性缺氧的征象。

☆感情线呈青色，一般表示此人患有身体免疫力低下，可能患有慢性病，且病情正在发展。

☆感情线前端中指下有干扰线，提示此人可能患有慢性支气管炎。提示此人患有肺结核或肺上有钙化点。

☆感情线末端分叉，叉纹线又被明显的干扰线严重干扰，提示

此人患有肺气肿（图2-12）。

☆感情线出现锁链状，一般表示此人自幼呼吸系统功能较薄弱（图2-13）。

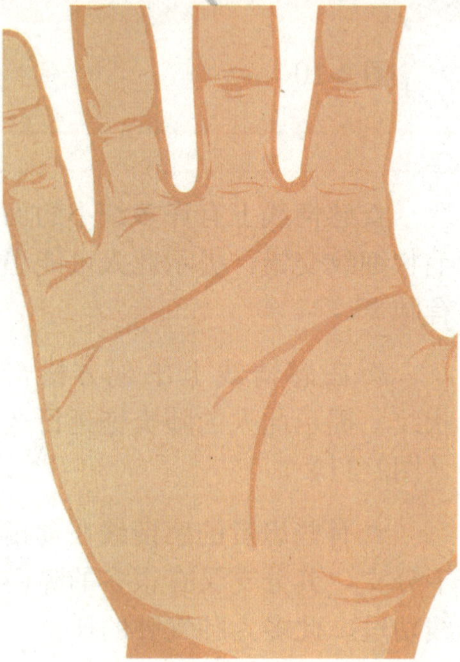

图2-12

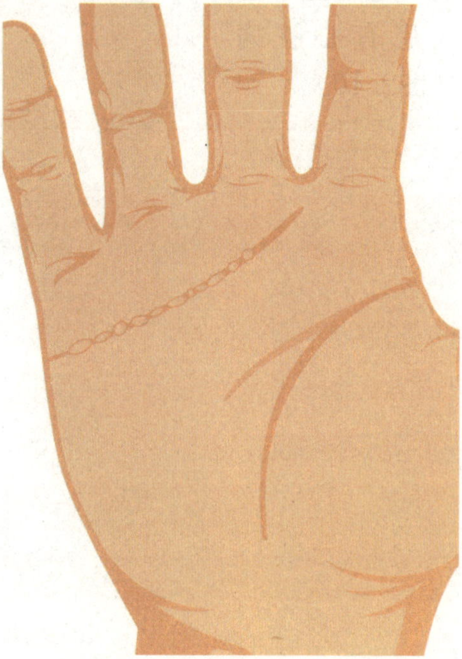

图2-13

小知识

心力衰竭：

心力衰竭，又被称为心功能不全，是心脏泵血功能不全的综合征。这是由于心脏排出血液的泵的功能低下时，不能够向全身输送充分的血液而引起的，是这种心脏病进行性发展时所发生的情况。

【推荐处方】

心律失常的按摩方法

心包区、心脏治疗点，心悸、脉动异常的治疗点，歇斯底里症的治疗点，大陵穴、太渊穴、少冲穴、中冲穴均有效。

用食指和中指推按心包区3分钟；用拇指点按心脏治疗点及心悸、脉动异常的治疗点、歇斯底里症的治疗点各1～2分钟；用食指关节扣压大陵穴、太渊穴、少冲穴、中冲穴各2～3分钟。每日1次，10次为1疗程。

心律失常的食疗小方

酸枣仁粥：酸枣仁20克（炒黄研末），粳米100克。将粳米洗净，与酸枣仁共同放入锅中，加入适量水，煮成粥。空腹食之。

圆肉糯米粥：龙眼肉20克，糯米60克，白糖适量。将龙眼肉、糯米与白糖放入锅中，加水煮粥。空腹食之。

米酒核桃汤：米酒50毫升，核桃仁6个，白糖30克。将核桃仁与白糖共捣为泥，放入锅中，下米酒调匀，以文火煎煮10分钟即可。每日1～2次。

3. 智慧线异常提示心脑血管疾病

智慧线又被称为头脑线，位于手掌中央，一般起点与生命线在一起，纹线逐渐变细向小鱼际（手掌根部，小指侧隆起的部位）呈抛物线延伸，伸向中指、无名指或小指下方（图2-14）。健康的智慧线，其手纹线条粗长、明晰、红润、有光泽、微垂、呈优美的弓形、无杂纹、无斑点、无分叉，起于食指根线与拇指根线中点，斜向下做抛物状行走，终于小鱼际边缘。

智慧线分布的区域主要反映人的消化、神经和精神方面的状况。因为人的精神生活是否愉快，通常对生理状况有很深的影响。所以，它可以明显表示出人的生活态度以及支配环境的能力。

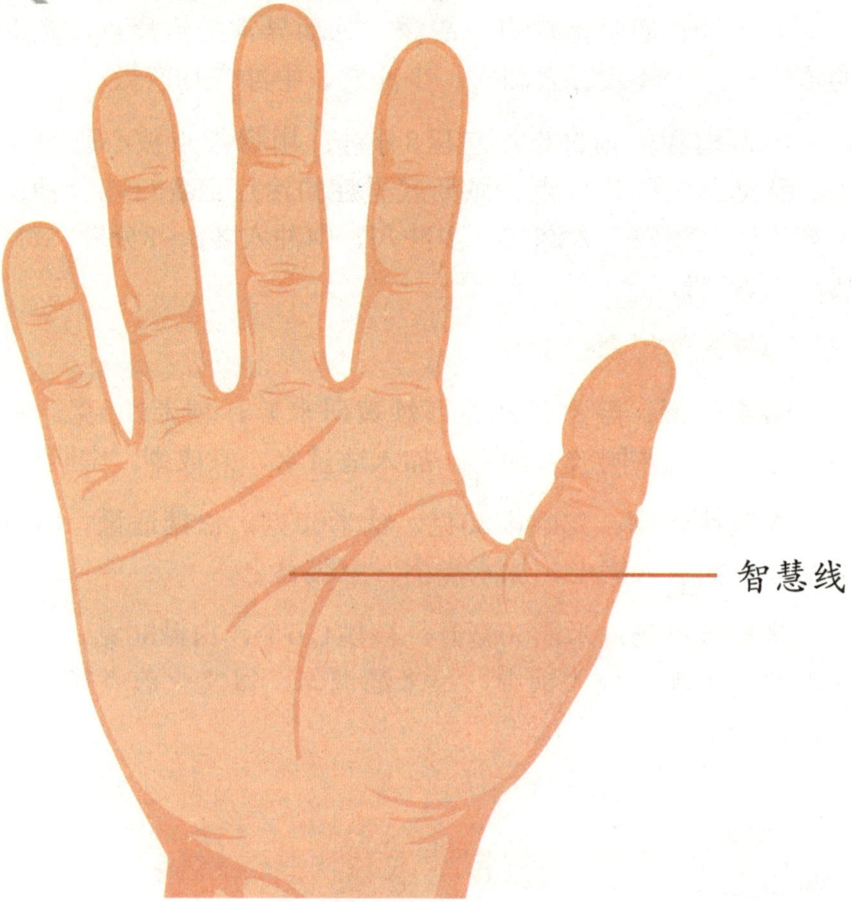

图2-14

【中医分析】

☆仅仅在智慧线的尾端出现米字纹，通常为头痛的表现。但如果同时出现交感神经区缩小，则一般为心肌缺血的征象。

☆智慧线上端出现米字纹，并且在尾端伴有方格纹，提示此人可能会发生心肌梗死。

☆智慧线上出现连续的岛形纹，一般表示此人患有心脑血管功能性病变和部分器质性病变，容易发生心肌缺血、脑动脉硬化等（图2-15）。

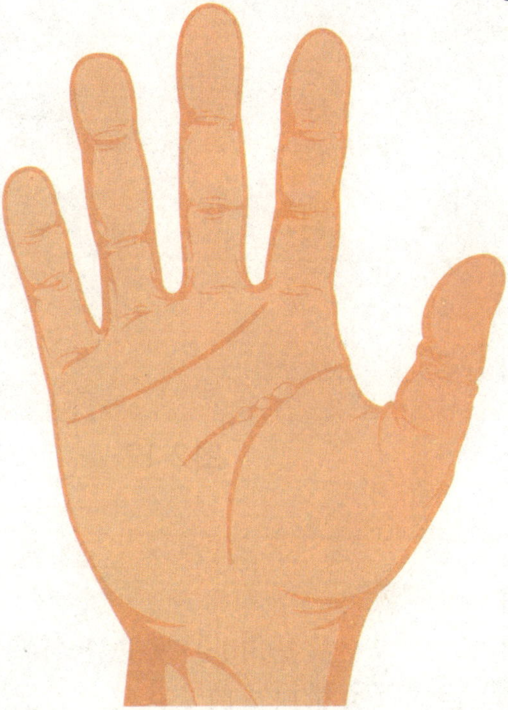

图2-15

☆智慧线在中指下端出现岛形纹，通常为因精神压力过大、用脑过度而损伤心脑血管的功能，引起器质性病变造成的，容易发生心脑供血不足、心肌缺血、冠心病、脑血栓或中风等病（图2-16）。

图2-16

☆智慧线上出现十字纹，一般为心律不齐的征象。

☆智慧线淡白没有光泽，一般为气血亏虚、心脏虚弱的征象，也可能是再生障碍贫血。

☆智慧线尾端出现米字纹，通常表示此人可能患有心绞痛；若同时伴有生命线尾端的米字纹、交感神经区扩大和各血脂丘的隆起，为心绞痛会时时出现的征兆。

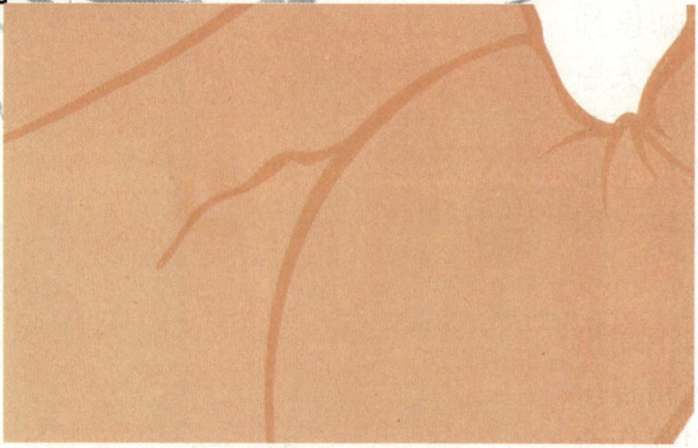

图2-17

☆智慧线并非平滑的抛物线而是弯弯曲曲，一般表示此人心脏功能时好时坏、时强时弱，十分容易发生心血管疾病（图2-17）。

小知识

米字纹：

米字纹是由3~4条以上的纵切纹、横切纹，通过一个中心点相互交错而成的米状纹，并且米字纹越小越有诊断意义。米字纹的出现，一般预示着某一脏器存在着气滞血淤的征象。如果此纹出现在胆区，一般预示着患有胆石症；如果此纹出现在心区，一般为心绞痛的先兆，并且表明病程较长。

十字纹：

十字纹，顾名思义为两条短线或一长一短交叉为“十”状的纹路，长0.5~1厘米，多跨于大鱼际曲线和玉柱线上。一般，十字纹的出现都是对健康不利的。也就是说，它的出现往往预示机体某个脏器功能失调，或某部位正处于炎症时期。

【病症追踪】

☆智慧线模糊不清，并且断断续续，一般表示此人肠胃消化系统发生了病变。

☆智慧线沿生命线向下延伸，中途被切断，并出现许多的纵线，常见于膀胱炎。

☆智慧线过长超出了无名指以外，一般表示此人工作过于紧张、压力过大，用脑过度，容易发生疲劳综合征（图2-18）。

图2-18

☆智慧线行走呈现波浪状纹，提示此人已患有神经系统疾病，思想混乱，精神不集中（图2-19）。

图2-19

☆智慧线呈现一连串链锁状纹，提示此人可能大脑神经不健全。

☆智慧线上出现羽毛状纹线，提示此人体质较差，韧性不足，容易疲劳（图2-20）。

图2-20

【推荐处方】

（1）脑动脉硬化的按摩方法

内关穴、劳宫穴、通里穴、郄门穴、合谷穴及全息穴的心肺穴、头穴、肾穴均有效。

用拇指按揉或推按内关穴、劳宫穴、心肺穴各5分钟；用食指关节扣压通里穴、郄门穴、合谷穴、头穴、肾穴各2～3分钟。每日按摩1次，长期坚持。

（2）脑动脉硬化的食疗小方

◇凉拌莴笋丝：莴苣250克，盐3克，黄酒10克。将莴苣去皮，用冷开水洗净，切丝，以食盐、黄酒调拌即可。

◇清炒小油菜：小油菜500克，大豆油、花椒、盐各适量。将小油菜洗净，平铺于菜板上，用菜刀拍打其根部；热锅内放大豆油，加热至五六成时放花椒，放入小油菜炒拌，加盐提味，盖上锅盖焖片刻即可。

4. 健康线异常提示慢性疾病

健康线起于感情线的下面小指和无名指中间附近，由此出发在月丘底部向生命线下方斜伸（图2-21）。其实，当人体真正处于健康状态时，健康线是不会出现的，即名不符实的，它的存在恰恰说明人体不健康。所以，没有健康线并非是什么坏事，因为它的实质是“不健康”线。与生命线、智慧线和感情线相反，健康线并非越清晰、越长、越深就越好，而是隐约、细弱、断断续续且不与生命线接触者为好。当人体衰弱时，健康线会逐渐清晰，并不断加深；而当疾病慢慢好转或康复时，健康线会渐渐变得浅淡甚至消失。

健康线的存在通常是身体有慢性消耗性疾病的征象，特别是消化系统和呼吸系统疾病。健康线形态不同，可反映出脏腑的不同状况。

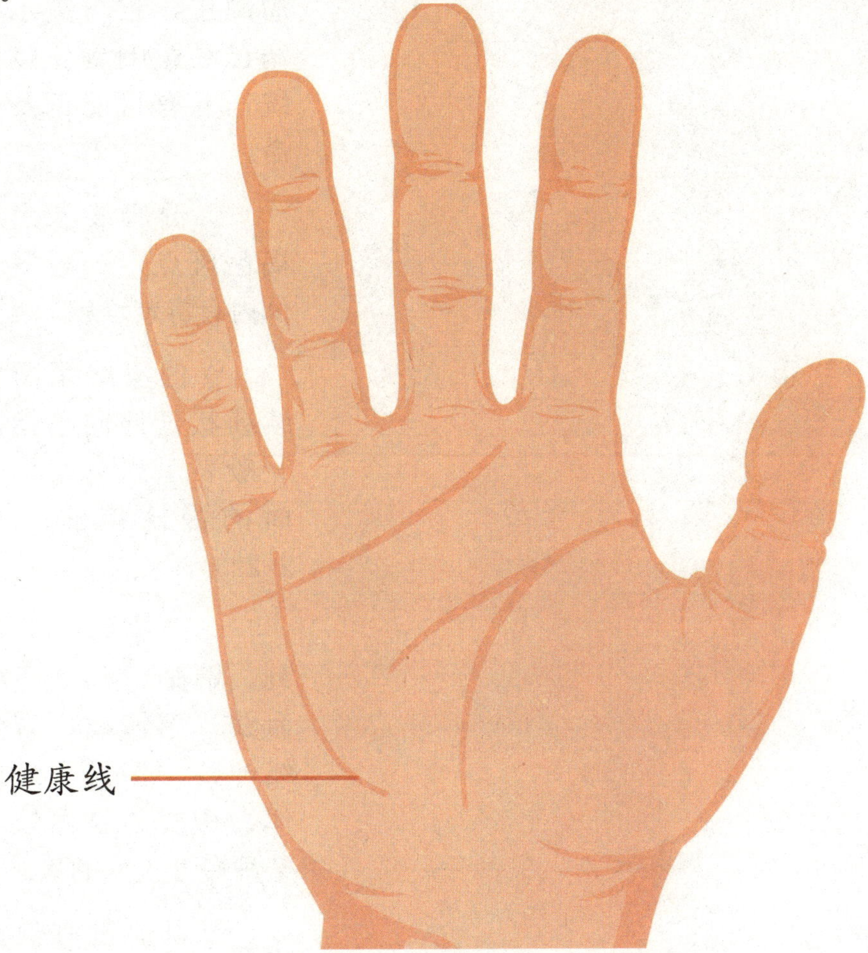

图2-21

【中医分析】

☆手掌只是出现了健康线，但是并没有接触到生命线，表示没有大病，只是由于工作过于劳累、饮食不节制、精神紧张、睡眠不足、七情郁气等引起了一些小病。

☆健康线向下穿过生命线延伸至小指，多表示泌尿、生殖系统

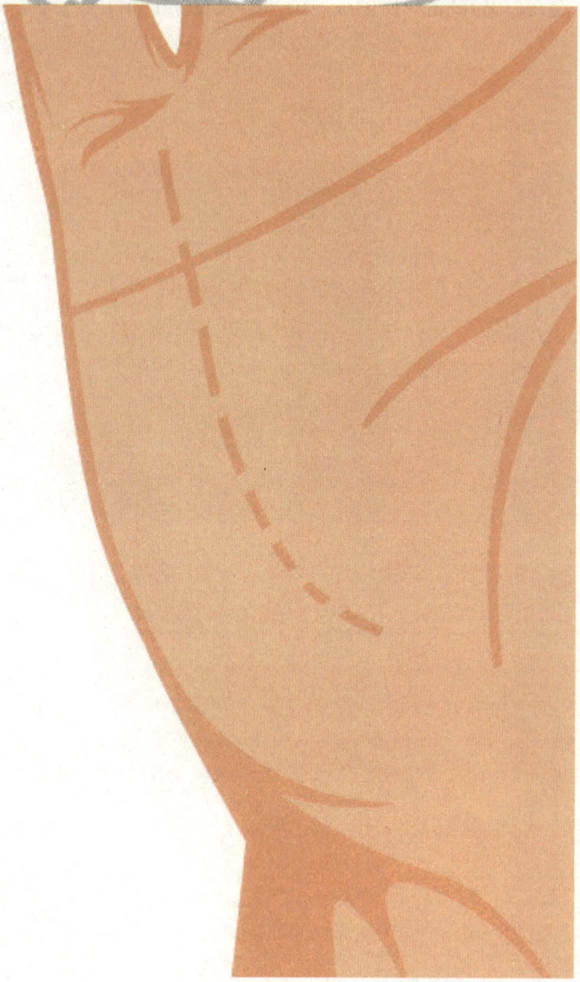

图2-22

有炎症、增生或者肿瘤隐患，也可提示疾病已经影响到免疫系统，并有可能危及生命。

☆健康线上出现褐色斑点，一般提示体内有毒素堆积。

☆健康线呈断断续续状延伸向小指，一般表示患有脾胃方面的慢性疾病（图2-22）。

☆健康线十分深刻、清晰，几乎与生命线、感情线、智慧线一致，多见于最近体力透支、身体处于某种慢性疾病的人。

☆以前没有健康线，只是在最近一段时间出现隐隐约约的，表示身体正处于亚健康状态。

☆健康线呈锁链状延伸至小指，则表示很可能出现肺功能亏损，容易发生呼吸系统疾病（图2-23）。

☆有健康线，且在下端出现岛纹，表示肾虚或者泌尿系统有慢性疾患（图2-24）。

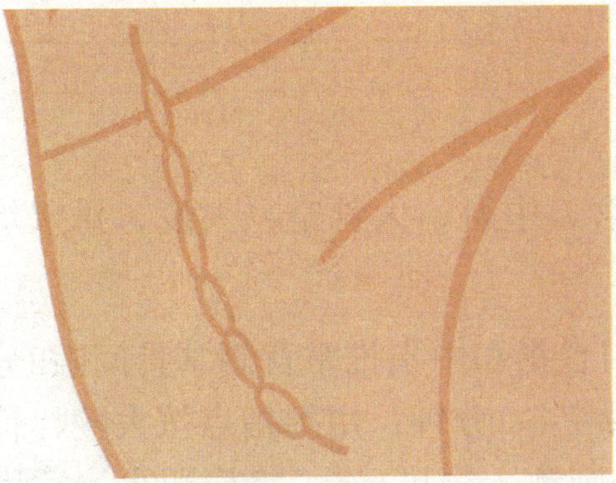

图2-23

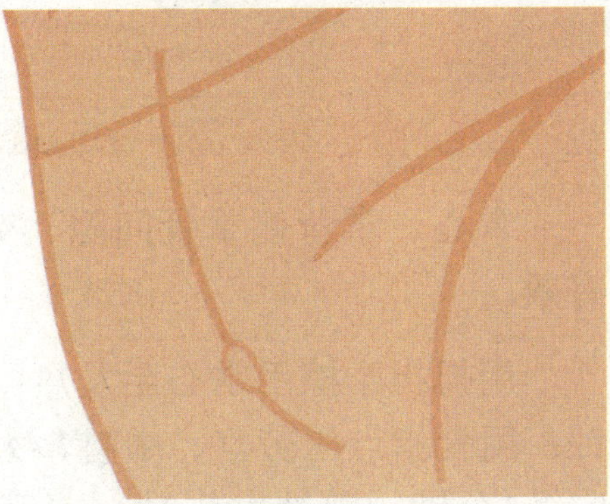

图2-24

【病症追踪】

☆健康线上出现青色斑点，一般提示为肿瘤体质（图2-25）。

☆健康线上出现红色或黑色斑点，一般提示此人有爆发急性病的可能。

☆健康线上出现黑蓝色，一般提示此人可能会发生严重的循环系统疾病。

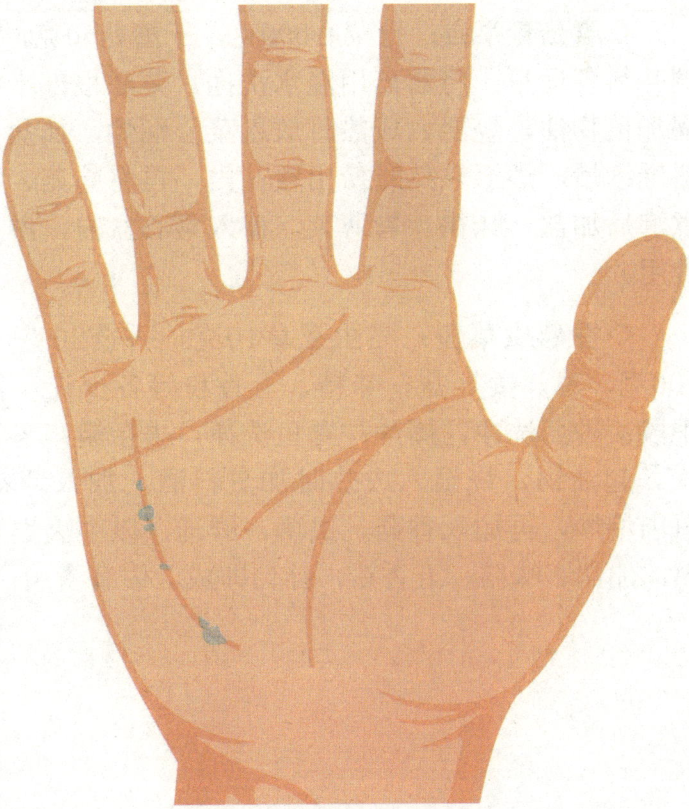

图2-25

【推荐处方】

（1）慢性胃炎的手部按摩法

掌心、掌背侧掌骨间隙、劳宫、中魁、大骨空、大陵、胃穴均有效。

用拇指摩擦手掌心至发热；用食指和中指推掌背侧掌骨间隙2分钟；用食指点压劳宫、中魁、大骨空各1分钟；用拇指点按大陵、胃穴各1分钟。急性发作时，重手法刺激。每日1次，终病即止。适用于呕吐。必要时应到医院检查及确诊，以便进行及时对症的治疗。

（2）慢性胃炎的食疗小方

◇蘑菇青菜心：青菜心500克，干蘑菇50克，盐、鲜汤、白糖等调味料各适量。将蘑菇用温水洗净，菜心根部十字劈开，洗净。炒锅加植物油，烧至六成热时放入菜心翻炒，加盐、鲜汤、白糖等调料继续炒，炒至软熟时捞出置盆内，再将蘑菇、料酒入锅，加鲜汤煮沸后加盐、味精，勾薄芡，盛入菜心盆内，淋入麻油即成。佐餐食用。

◇香菇虫草鱼：冬虫夏草10克，香菇20克，冬笋10克，青鱼400克，葱、姜、盐、味精、五香粉等各少许。把虫草洗净，切成小段；香菇洗净，撕片；青鱼洗净，去杂鳞；冬笋去外皮，洗净切片。起油锅，烧至六成热时加烹料酒，加入葱花、姜末、冬笋、鱼肉煸炒，再加入香菇、虫草、鲜汤，以中火煨10分钟，视鱼肉酥熟，加盐、味精、五香粉，拌匀即成。佐餐食用。

小知识

胃下垂：

胃下垂是指站立时胃的下缘达盆腔，胃小弯弧线最低点降至髂嵴连线以下。其病因通常是因为膈肌悬吊力不足，肝胃、膈胃韧带功能减退而松弛，腹内压下降及腹肌松弛等因素，加上体形或体质等因素，使胃呈低张力的鱼钩状，也就是胃下垂所见的无张力型胃。

5. 性线、生育线异常提示生殖系统疾病

性线又被称为情感飘飘线、情感风流线，与感情线平行，在小指根掌尺侧缘的几条短的横纹，大多数人有2～3条。此线也并非人人都有，70%～80%的人没有此线，出现的概率极低。如果没有性线，感情线本身也可以作为性线。标准的性线应该是清晰、颜色淡红、连绵不断。

性线主要是体现一个人生殖功能的强弱，反映泌尿系统和生殖系统的疾病，尤其是性功能方面。不过，也可以反映肝功能、肾功能、泌尿生殖系统以及部分精神系统病变。

生育线从尺侧达到小指中轴线的延长线，2～3条平行于感情线。标准的生育线，应该比主线浅淡、清晰、红润、自然有神、无分叉、无中断、无杂纹。

生育线的主要作用是反映生育功能与性功能，不论男女都应该具备此线。生育线对生殖系统的手诊起到了补充作用，在优生优育中也发挥了一定的借鉴意义（图2-26）。

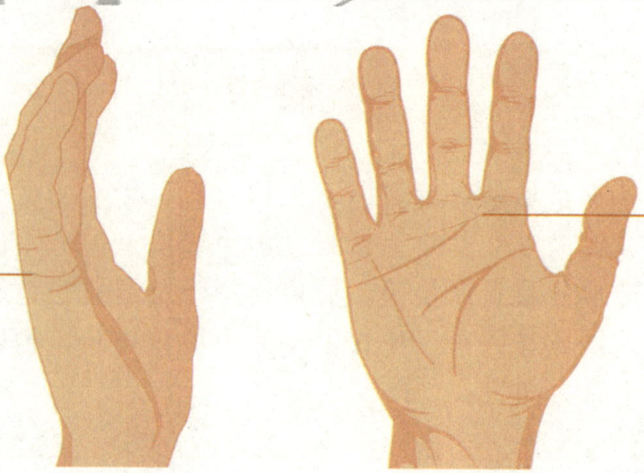

图2-26

【中医分析】

☆性线呈现青色，一般表示肾虚血淤或者生殖系统有慢性炎症，也可提示性功能下降。

☆性线呈现褐色，一般提示性功能下降、生殖系统有慢性炎症。

☆性线又细又弱，一般提示此人为肾虚体质，生殖功能比较差。

☆生育线呈现淡褐色，一般提示生殖系统有慢性炎症。

☆性线又粗又深，一般提示此人肾功能比较强，易发腰肌劳损、生殖系统急性炎症，但通常恢复较快（图2-27）。

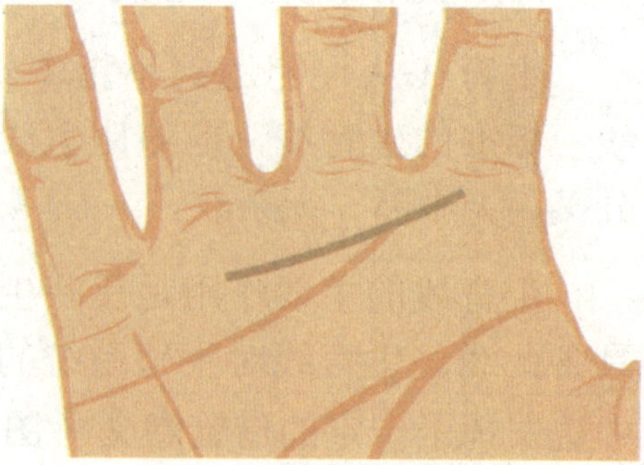
图2-27

☆性线上出现红色斑点，一般提示生殖系统有急性炎症。

☆在性线上出现米字纹，一般提示此人生殖系统有慢性炎症或增生现象。

☆性线断断续续，一般表示此人属于肾虚体质，其性功能时强时弱，生殖系统有炎症（图2-28）。

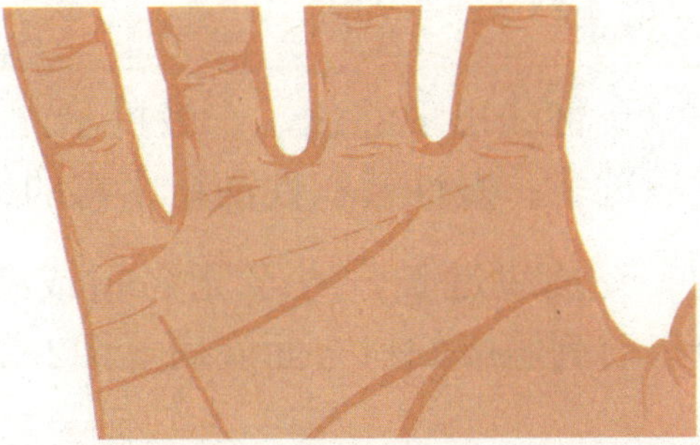

图2-28

☆只有一条或没有性线，一般提示男性很可能患有少精症、无精症、阳痿症等生殖系统疾病；若为女性，则提示发育不良。

☆性线上出现青色斑点，一般提示此人生殖系统有肿瘤或增生现象。

☆性线上出现褐色斑点，一般提示此人生殖系统有慢性炎症或增生现象。

☆生育线过长，通常为肾虚的征象，同时也说明生殖系统有炎症。

☆生育线过短，通常为生殖系统有病变的征象，同时也可说明此人生育能力与性功能较弱。

☆两只手均没有生育线，通常为生育困难的信号。但没有生育线并不代表无生育能力。

☆生育线呈无力下垂，并且接近感情线，一般提示此人性功能和生育能力下降（图2-29）。

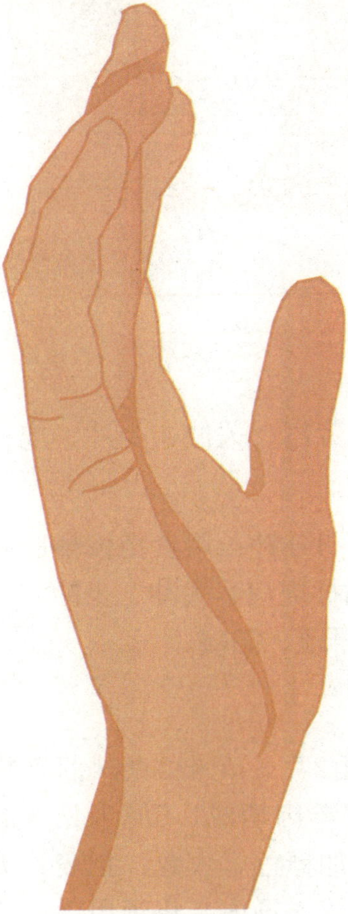

图2-29

【病症追踪】

☆性线出现红色，一般提示此人肾阴不足、阴虚火旺，也可为饮酒过多、慢性蓄积性酒精中毒的征象。

☆性线过长，直至无名指或感情线，一般提示此人容易患有肾、前列腺或妇科方面疾病（图2-30）。

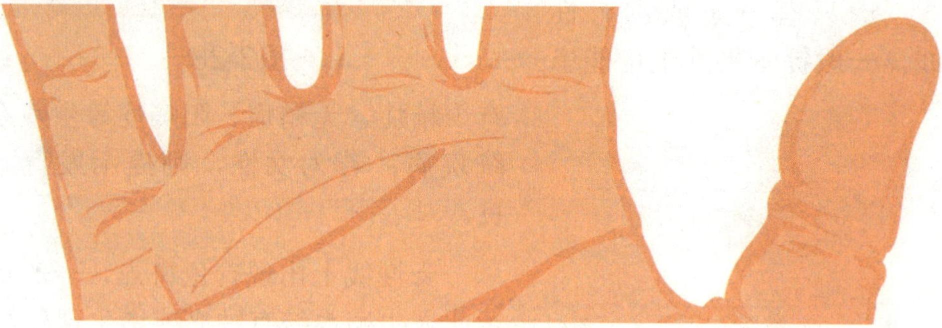

图2-30

【推荐处方】

（1）阳痿的手部按摩法

生命线、肾经、神门、肝脏治疗点、劳宫、关冲、少冲、虎口穴均有效。

用食指和中指推揉生命线、肾经各2～3分钟；用食指按揉肝脏治疗点、神门、劳宫穴各2分钟；用拇指掐揉虎口、关冲、少冲穴各1分钟。每日按摩1次。主治性功能减退、早泄、阳痿。

（2）阳痿的食疗小方

◇炖羊肉：羊肉500克，姜5克，八角2克，花椒2克，茴香籽2克，大葱10克，糖色3克，香菜10克。将羊肉切成1.5厘米见方的块，用开水氽净捞出，肉汤澄清，放肉，加糖色、大葱；把姜、大料、花椒、小茴香等作料装入布袋封口，放入汤内，将汤用微火炖半小时，翻动，熟时加香菜、葱丝即可。

（3）阳痿的食疗小方

◇**糖醋虾米：**鲜虾仁30克，白酒100毫升，酱油9克，白糖15克。将虾米去头尾，备用。将白酒、酱油、白糖和匀，将生虾仁放在内，浸泡15分钟，即可食虾仁。空腹食虾，或以酒下虾仁。

◇**熟地山药粥：**熟地20克，山药、小茴香、茯苓各30克，粳米100克，红糖适量。先将熟地、山药、茴香、茯苓煎取汁。再与粳米煮成稀粥，调入红糖。每日1～2次，温热食。

小知识

前列腺炎：

前列腺炎是指前列腺特异性和非特异性感染所致的急慢性疾病，从而引起的全身或局部症状。在中医上属于“白浊”的范畴。前列腺炎是成年男性（多见于20～40岁）的常见病，一般统计约占泌尿科门诊疾病的25%～30%。它是由细菌或其他微生物（非淋菌性支体等）感染直接引起的慢性炎症。

6. 其他纹路异常

除了以上主要纹路上的变化，掌纹还有一些其他的细小变化。

【中医分析】

☆感情线和智慧线之间的间隔明显增宽，在间隔间出现正十字纹，提示此人可能患有肺气肿。

☆在劳宫穴的周围区域出现深刻的正十字纹，一般为传导障碍引起的，或者因窦房结命令异常时引起的心律失常。此种情况比较严重，需进行相应的治疗。

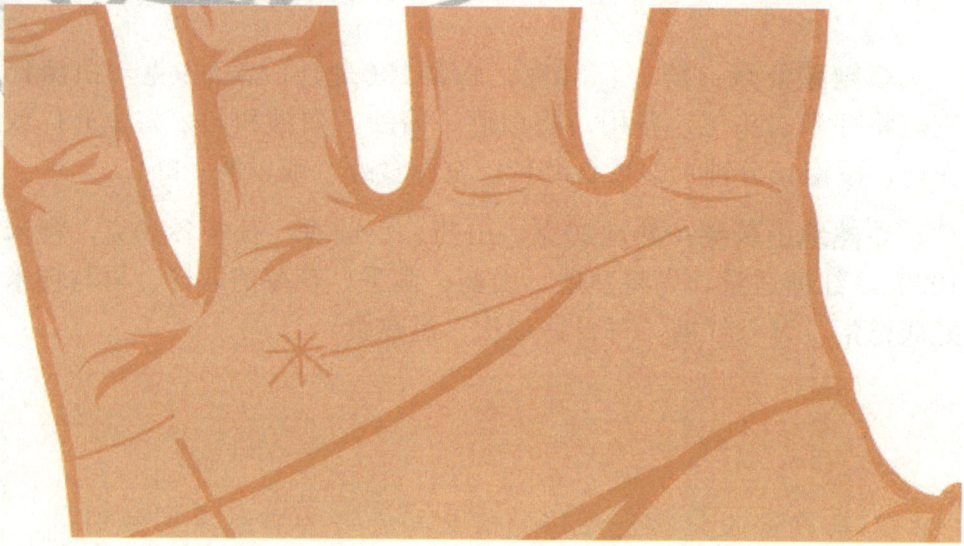

图2-31

☆在无名指掌指褶纹与感情线之间的区域出现单独的米字纹，并无颜色变化，通常仅为心肌有初期的偶尔缺氧的表现，而人体并无明显的不适症状（图2-31）。

☆智慧线和生命线的尾端同时出现米字纹，一般为中风的征象（图2-32）。

☆在劳宫穴的周围区域出现浅、淡、细的斜十字纹，一般表示患有因情绪不稳定、神经过敏而引发的心律失常，此种情况不必过于担心，调整好心态便可以缓

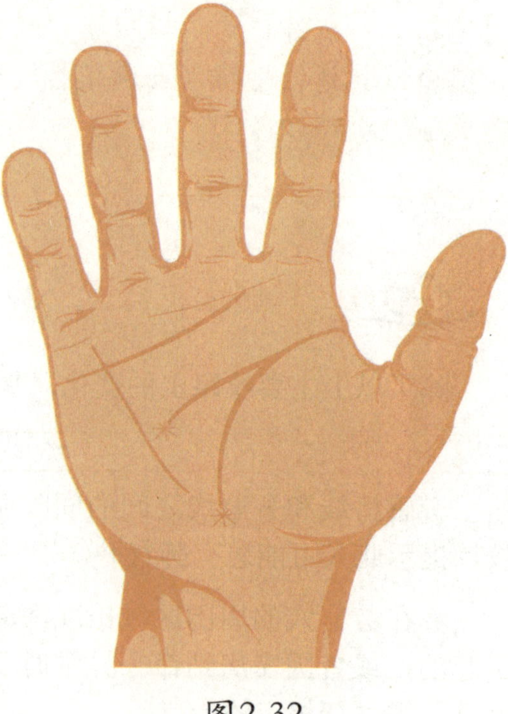

图2-32

解。

☆手掌上出现一条笔直的放纵线，并且此人身体发胖，则需要警惕脂肪肝。

☆智慧线与生命线的夹角扩大，并且夹角内有脂肪隆起或出现“十”字状纹，此人很可能患有脂肪肝。

☆无名指掌指褶纹与感情线之间的区域有杂乱的纹理，为心脏的功能受到损害的征象，表示此人会出现心悸、血压波动等症，多见于心绞痛。

☆在无名指掌指褶纹与感情线之间的区域出现米字状纹并伴有色泽青暗，为出现偶发性的心绞痛的征兆（图2-33）。

☆智慧线与生命线的夹角内出现米字纹，一般表示此人曾经有过肝炎病毒感染史（图2-34）。

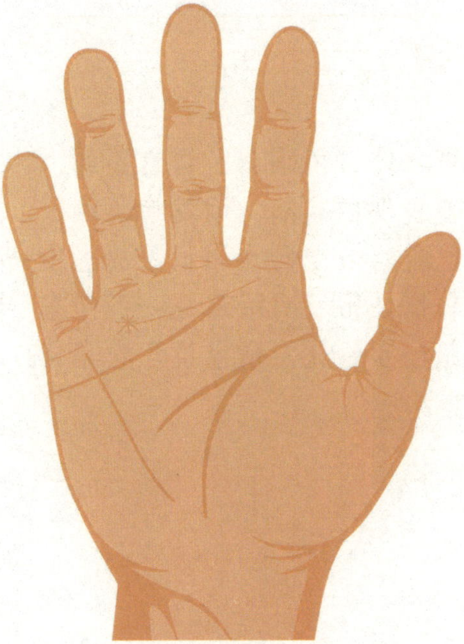

图2-33

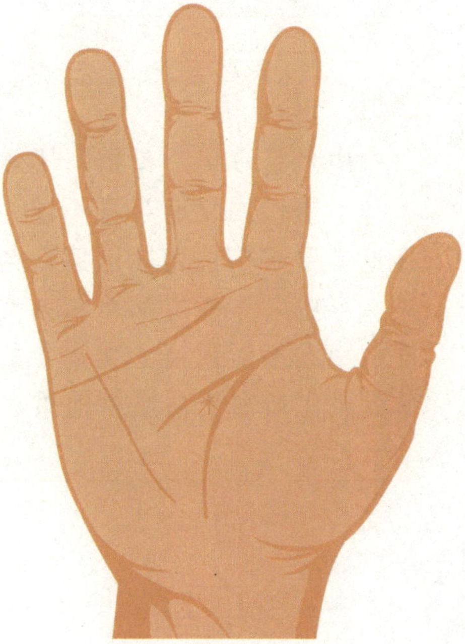

图2-34

【推荐处方】

脂肪肝的食疗小方

◇**海米菜花**：菜花300克，虾米50克，香油5克，盐2克，味精2克。将菜花洗净，掰成小朵；海米（虾米）洗净，加入热水泡发后切成碎末,备用。坐锅点火，加入清水烧沸，放入菜花烫一下，捞出沥干水分；将菜花晾凉，放入盆内，加入精盐、味精拌匀，腌10分钟，把海米末撒在菜花上，淋上香油即成。佐餐食用。

◇**拌黄豆**：大豆300克，盐3克，酱油20克，料酒30克，五香粉20克，大葱10克。将大葱去根，洗净，切成葱花；黄豆洗净，倒入锅里，加水浸泡，倒入五香粉，先以大火煮15分钟，再改用小火焖煮时，加入盐、酱油、黄酒等调料，盖紧锅盖焖至豆皮发胀，汤成浓汁时起锅，晾凉装盘，撒些葱花，滴些香油即可。佐餐食用。

小知识

中风：

中风是以突然晕倒、不省人事，伴口角㖞斜、语言不利、半身不遂，或仅有半身不遂为主要表现的疾病。因发病急骤，症见多端，病情变化迅速，与风之善行数变特点相似，故名中风、卒中。本病发病率和死亡率较高，常留有后遗症；近年来发病率在不断增高，发病年龄也趋向年轻化。所以说，它是威胁人类生命和生活质量的重大疾患。

二、看掌色，诊疾病

在整个手诊中，观察手掌的颜色是我们了解自身健康状况的最常用的方法。因为从掌色的改变我们可以发现身体的很多问题。不过，很少有人会注意掌色的改变，大家可能都觉得所有的手都是肉红色的。但是，仔细地对照健康的手掌，我们便可以从中发现许多问题。

【个案呈现】

王老先生今年68岁了，吃了一辈子苦，终于到了安享晚年的时候。儿女都事业有成，专门给他买了一套带小院的房子。王老先生是个闲不住的人，喜欢养花种草，没事儿就和附近的老大爷聊天、下棋，日子过得很惬意。

一天，他们又聚到了一起，谈天说地，十分高兴。一位姓刘的老先生很神秘地说：“我最近研究了一本很高明的医书，能从手掌上看出人是不是生了病。”王老先生故意说不信，引得刘老先生非要和他打赌看看。于是，王老先生伸出自己的手给刘老先生看，还口口声声说：“你要能看出我的病，我就信你。”刘老先生握着王老先生的手，左看看右看看，发现王老先生手掌发红，大拇指下连接的部位有暗红色斑点。在拇指指根中央有白色的条状隆起，两侧则色泽青暗，青筋浮露。刘老先生边看边摇头，故作玄虚地说：“你这老哥，身体这么多毛病，还动不动和人打赌、抬杠。我看你心肌供血不足，偶尔会出现心绞痛，特别是心前区常胀痛，还经常有痰。”王老先生一听与自己的情况正好相符，十分惊讶，于是拉着刘老先生不放，让他一定要给自己说个究竟，并要从刘老先生那里讨个秘方。

小知识

慢性咽炎：

慢性咽炎指咽部黏膜的慢性弥漫性炎症。常因急性咽炎未得到及时和适当的治疗而反复发作，导致咽部充血、肿胀、增生而形成。此外，其他刺激（如烟酒、某些化学气体等）以及上呼吸道感染都可导致慢性咽炎。

1. 掌色发黄提示脾胃疾病

在中医学中，黄主脾胃、肝胆，湿证、虚证。因此，手掌如果呈黄色，一般表示脾胃虚、湿证、慢性炎症、阴阳失调。另外，中医学中脾在手上并没有相对应的位置，手掌显示的是整个消化系统的功能。

在西医学中，手掌如果出现黄色，通常表示患有消化系统疾病、部分肝胆疾病（黄疸型肝炎）等，也见于微量元素缺乏症、贫血、慢性出血等。此外，黄色还是肿瘤的征象。

【中医分析】

☆胃反射区皮肤表面发黄且粗糙，表明此人患有慢性胃炎；若再加皮肤凸起，说明此人胃黏膜已经增厚。

☆手掌为淡黄色，表示此人患有缺铁性贫血、B族维生素缺乏，也可为消化、吸收不良的征象。

☆手部咽喉反射区呈黄色，表示此人患有慢性咽炎（图2-35）。

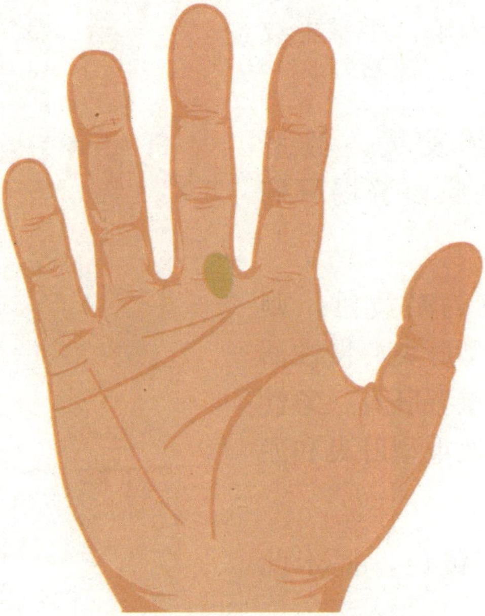

图2-35

【病症追踪】

☆若并非经常劳动，但是在食指、中指的指缝下出现连续的纹理从黄色斑点中穿过，就要考虑是否患有肺气肿。

☆智慧线与生命线夹角处凹陷且呈现色黄，表示胆汁积，此人可能患有肝硬化（图2-36）。

☆掌色为土黄色，且色泽发暗、发黑、遍布掌面，则提示此人可能患有肾功能衰竭、恶性肿瘤或血管瘤等，并有可能为晚期状况。

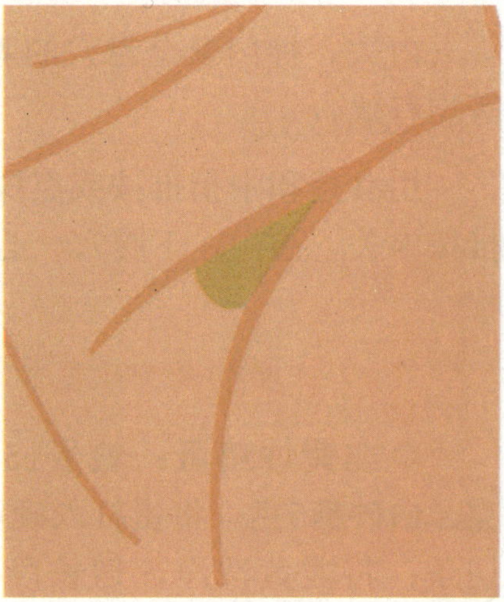

图2-36

☆掌面呈暗黄色，震位肌肉分布不均，智慧线与生命线之间的夹角扩大且内陷，手掌上纹较少，一般为肝炎的征象。

☆全手掌都发黄，且肝区发青黑色，则应该警惕肝癌（图2-37）。

☆手掌颜色为暗黄色，则要警惕急性黄疸型肝炎、慢性活动性肝炎、慢性重型肝炎、急性重型肝炎、亚急性重型肝炎和淤胆型肝炎。

☆手掌为亮黄色，提示此人患有肝硬化。

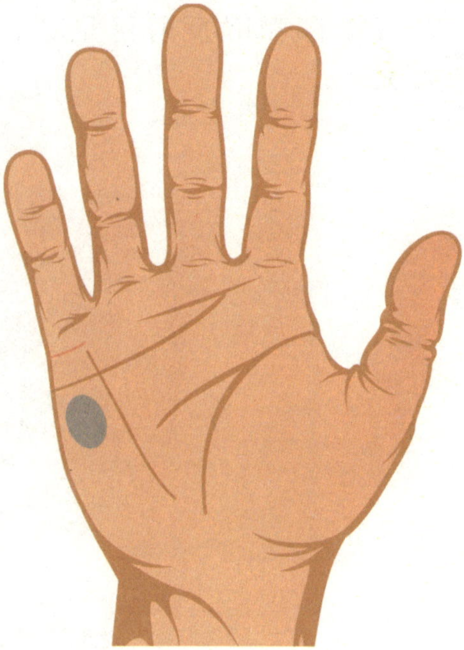

图2-37

【推荐处方】

（1）贫血的手部按摩法

内关、神门及全息穴的脾胃穴、十二指肠穴、下腹穴、心肺穴等均有效。

用食指和中指推按或点揉脾胃穴、十二指肠穴各5分钟；用拇指推按内关、神门、下腹穴、心肺穴各5分钟。每日1次，一个月为1疗程。

（2）贫血的食疗小方

◇韭黄炒鸡蛋：鸡蛋150克，韭黄150克，花生油50克，盐3克，白砂糖5克。将蛋打入碗内，放盐少许打散，下锅煎成薄蛋皮，切条；将韭黄洗净，切长段；花生油下锅烧热后，倒入韭黄炒两下，加入蛋皮，边炒边加盐、糖调味，再翻炒片刻即可。

2. 掌色发红提示心脏疾病

在中医学中，红主心、小肠病、热证。因此，如果掌色呈红色，则一般表示血热、火盛、亢盛。

在西医学中，掌色如果呈红色，一般表示热性、充血性疾病，局部炎症、出血，或为某些进行性疾病的初期或发展期等，也可反映血液循环系统方面的疾病和脏腑功能亢进。

【中医分析】

☆如果手掌呈红色或者紫红色，在大鱼际处出现暗红色斑点，拇指指根中央有白色条索隆起，两侧出现暗青色，并有青筋浮露，一般为心肌缺血的表现。

☆如果大鱼际处出现均匀的红白相间散在斑点，一般表示此人有轻微心力衰竭。

☆如果大鱼际处出现片状的红斑块，表示此人心脏的泵血功能已开始下降，血液循环变慢，有血液淤滞的情况。

【病症追踪】

☆手掌大、小鱼际及无名指一带色红赤，或在这些部位可见片状或斑点状红色出现，提示此人可能患有肺炎（图2-38）。

☆整个手掌颜色为暗红色，通常表示血压、血脂、血黏稠度增高，血液循环变快，有慢性炎症。

☆大鱼际和小鱼际上常有筛状朱砂红点，且每天下午面颊发绯红色，提示为肺结核（含肝功能障碍）的信号（图2-39）。

☆若是手掌颜色为绛红色，通常表示此人心火旺盛。

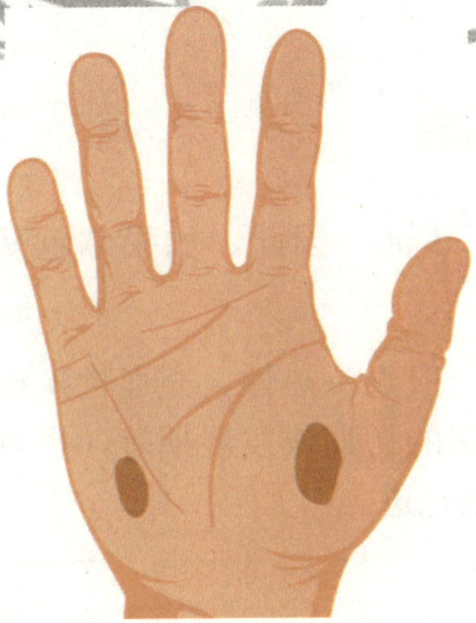

图2-38

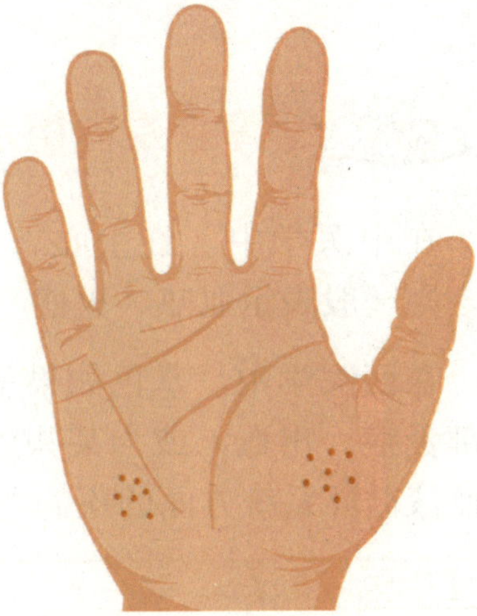

图2-39

小知识

心肌缺血：

心脏是由冠状动脉中的血液提供氧和营养，并将此变成能量而发挥功能。如果冠状动脉的血液流动发生障碍，心脏的血液灌注便会减少，从而导致心脏的供氧减少，心肌能量代谢不正常，最终引起心肌缺血。

【推荐处方】

（1）心力衰竭的手部按摩法

内关、中泉、心悸点、虎口、心包区、急救点、心点、三焦点、神门、中冲、少冲等均有效。

用拇指掐内关、中泉、神门、中冲、少冲穴各1～2分钟；用食指指端点按心悸点、虎口、心包区、急救点、心点、三焦点各1～2分钟。每日1次，10次为1疗程。

（2）心力衰竭的食疗小方

◇**虫草紫糯粥：**紫糯米100克，冰糖50克，冬虫夏草粉10克。将紫糯米淘洗后，加水3杯，先以小火煮成粥，然后加入冰糖和冬虫夏草粉，再以小火焖煮15分钟后熄火，再将锅盖严，焖5分钟即可。空腹食之。

◇**白茯苓粥：**白茯苓粉15克，粳米100克。将粳米、茯苓粉放入锅内，加水适量，先用武火烧沸，再用文火炖至米烂成粥即可。每日2次，早、晚餐食用。

3. 掌色发青提示肝脏疾病

在中医学中，青主肝胆、寒证、痛证、气滞血淤证，是一种肿瘤体质。因此，如果手掌呈青色，则一般表示肝气郁滞、胆汁积。

在西医学中，手掌如果呈青色一般表示此人脏腑组织缺氧、脏腑功能严重下降、循环系统疾病、肿瘤等，也可反映脏腑功能不足、易出现器质性病变等。

【中医分析】

☆智慧线与生命线之间的夹角为青暗色，一般为肝脏免疫功能异常的征兆（图2-40）。

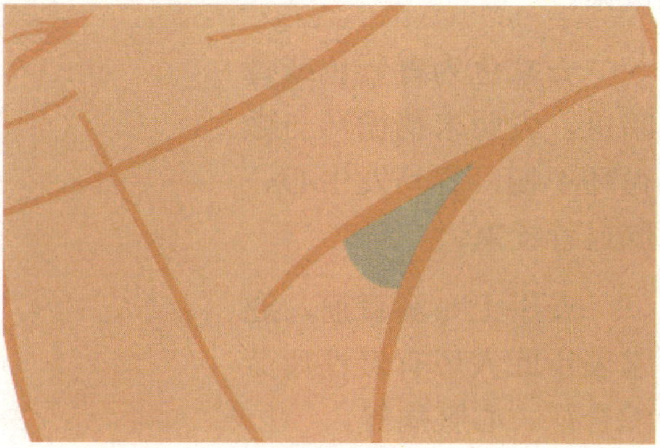

图2-40

☆手掌明堂位靠近生命线处呈现黑色，一般为肝脏恶变病的征兆。

☆手掌颜色为青灰

色，则为血液循环不佳，多为肿瘤中后期的症状。

☆手掌颜色为青黄色，则表示体内垃圾毒素增多，有可能是肝中毒。

☆手掌颜色为淡青色，女性提示月经周期轻度紊乱，男性为药物、酒精伤肝。

【病症追踪】

☆手掌大鱼际处色态发青，甚至暗紫，通常表示心肌供血不足（图2-41）。

☆大鱼际处出现青色的暗斑，一般为血液停滞于肺血管而造成肺瘀血的表现。此类患者会出现呼吸困难的症状。

☆掌色为青色，通常表示瘀血性疾病、疼痛和风寒。

☆掌色为青紫色或青暗色，表明末梢循环与微循环不畅，容易发生心、脑血管栓塞。

☆手上布满青筋，通常表示此人患有慢性疲劳综合征、心脏病等。

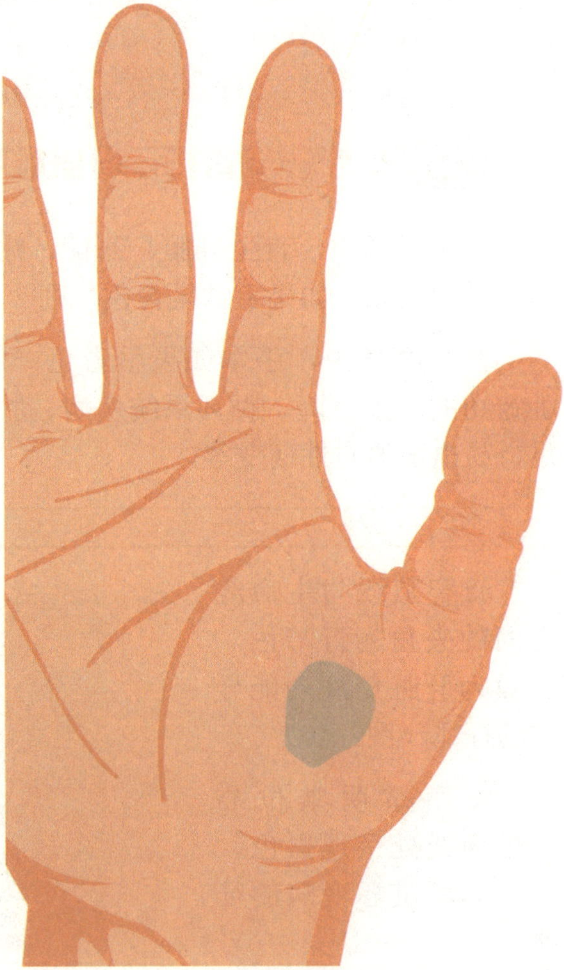

图2-41

【推荐处方】

（1）强化肝脏手部按摩法

胆囊治疗点、肝脏治疗点、中冲穴、胸椎穴、胸椎反射区、胃反射区、肝反射区均有效。

用拇指掐胆囊治疗点、肝脏治疗点各2～3分钟；用拇指按压中冲穴、胸椎穴各2～3分钟；用拇指点按胸椎反射区、胃反射区、肝反射区各2～3分钟。每日1次。

（2）养肝保肝食疗小方

◇紫茄保肝饭： 粳米150克，紫茄2个，精盐、味精、麻油各适量。先将粳米加水300毫升，烧开；将紫茄洗净，切块，转用小火煮至熟；放入精盐、味精，淋上麻油拌匀即可。

◇玉米油保肝菜： 芹菜300克，玉米油30毫升，精盐、味精、五香粉各适量。将芹菜洗净，放入沸水中焯2分钟，取出切段，装入盘中；加入玉米油、精盐、味精、五香粉少许，拌匀即成。

小知识

脂肪肝：

脂肪肝是指由于各种原因，如饮食不节制、饮酒过度、药物的副作用和药物中毒等，引起的肝细胞中的中性脂肪呈过度积聚的状态。轻度脂肪肝多无临床症状，易被忽视。脂肪肝患者临床上可以无症状。有的仅有疲乏感，而多数脂肪肝患者较胖，故更难发现轻微的自觉症状。多数患者是在体检时偶然发现患有脂肪肝。中重度脂肪肝有类似慢性肝炎的表现，可有食欲不振、疲倦乏力、恶心、呕吐、体重减轻、肝区或右上腹隐痛等症状。

4. 掌色发黑提示肾脏疾病

在中医学中，黑主肾、肾虚血淤、寒证、痛证、瘀血证。因此，手掌若出现黑色通常表示阴寒凝滞、久淤不散、肾阳衰弱，新陈代谢机能低下，也可见于陈旧性损伤。

在西医学中，手掌出现黑色通常为肾病综合征、肾病系统疾病、性功能紊乱、泌尿生殖系统疾病，也可为肿瘤体质、血液循环系统疾病的征象。

【中医分析】

☆掌色无光泽，并且呈现黑色，此多为肾脏有病变的信号。

☆双掌都为黑褐色，通常为癌症的先兆，提示此人可能患有恶性病变。

☆掌色为暗紫色通常表示阴虚，病出现在身体的内部。此多为功能性病变或者病毒感染造成的器质性病变。

☆手掌为淡黑色，一般表示此人肾虚。

☆手掌呈现黑色且手掌干枯，一般为严重肾虚、血淤的征兆。

【病症追踪】

☆掌上出现雀斑样黑点，并且双唇颜面都有这种黑点，通常表示此人患有肠息肉，我们称之为黑子病（图2-42）。

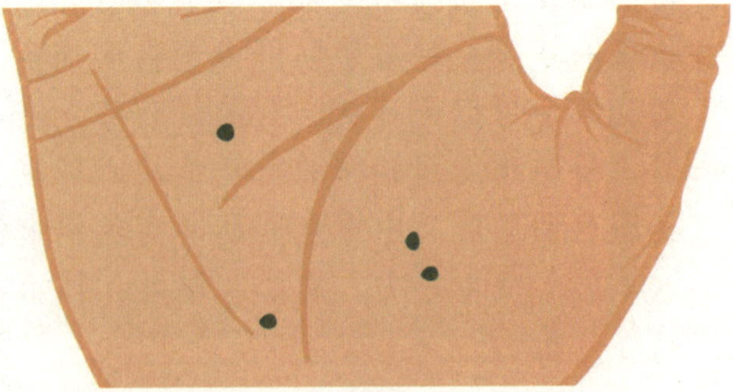

图2-42

☆生命线上边缘

按压时可摸到动脉搏动，掌上色素沉着，有较多分布不均的黑斑点，并且有的患者会在掌部出现蜘蛛痣，提示此人患有肝硬化。

☆掌色为暗咖啡色，通常表示此人患有受风性、阻滞性疼痛证，此色多见于颈椎区、大椎区以及手背区。

【推荐处方】

（1）慢性肾炎的手部按摩法

合谷、神门、内关及全息穴的肾穴、下腹穴均有效。

用拇指掐按肾穴、下腹穴各3～5分钟；用食指按揉合谷、神门、内关穴各1～2分钟。每日1次或隔日1次，10次为1疗程。

（2）慢性肾炎的食疗小方

◇韭菜鲫鱼汤：鲫鱼200克，韭菜30克，酱油1克，盐1克。鲫鱼去肠杂及鳞，洗净，纳入韭菜装满，放入盖碗内，加酱油、盐，盖上盖，蒸半小时即成。

◇青鸭羹：鸭1 500克，赤小豆250克，草果6克，盐5克，大葱10克。将青头鸭宰杀后，褪毛去内脏，洗净，备用；赤小豆淘洗干净，连同草果、盐、葱装入青鸭肚内；将鸭放入锅内，加清水适量，炖煮至鸭熟即成。

小知识

肾结石：

肾结石是肾脏内所形成的结晶石状物，大部分是由钙组成。其形状大小不等，小的需要显微镜才可以看得到，大的直径可达2厘米，甚至更大。这很可能是由于尿路感染、遗传、代谢失调和痛风所致，其临床症状可表现为剧痛、血尿、尿频等。

5. 掌色发白提示肺部疾病

在中医学中，白主肺、虚证、寒证、气虚、气脱、痛证、脱血、大肠病。

在西医学中，手掌呈白色一般表示贫血、红细胞减少、缺乏叶酸，也可表示白血病、呼吸系统疾病和免疫力下降、微循环障碍、脏器功能下降等症。

【中医分析】

☆手掌颜色灰暗，无光泽，一般提示此人外感风寒、机体免疫力低下，易患肺炎。

☆手掌颜色呈青白色，多提示此人正处于肺气肿发作期。

小知识

肺气肿：

肺气肿是指肺部气囊不可逆转的损害和增大，导致气流速率减小。肺气肿早期可无症状或仅在劳动、运动时感到气短，随着病情的进展，患者会逐渐难以胜任原来的工作，呼吸困难程度也随之加重，以至稍一活动甚或完全休息时仍感气短。此外尚可感到乏力、体重下降、食欲减退、上腹胀满。引起肺气肿的主要病因是慢性支气管炎，所以预防肺气肿首先要戒烟，其次要注意保暖，避免受凉，预防感冒。改善环境卫生，做好个人劳动保护，消除及避免烟雾、粉尘和刺激性气体对呼吸道的影响。

【病症追踪】

☆手掌呈淡白色，一般提示此人为缺铁性贫血或失血症。

☆手掌肾区出现白色，通常为肾气虚的表现。

☆手掌胃区出现白色，通常为脾胃虚、中气不足的表现。

☆手掌心区出现白色，通常为心肌缺血的表现（图2-43）。

☆手掌艮区出现白色，通常为脾胃虚寒、消化吸收功能下降的表现（图2-44）。

☆手掌坎区出现白色，通常为肾虚、月经过多或崩漏的表现。

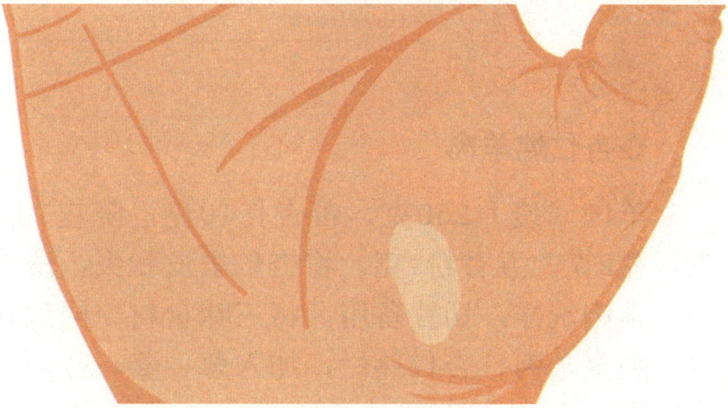

图2-43

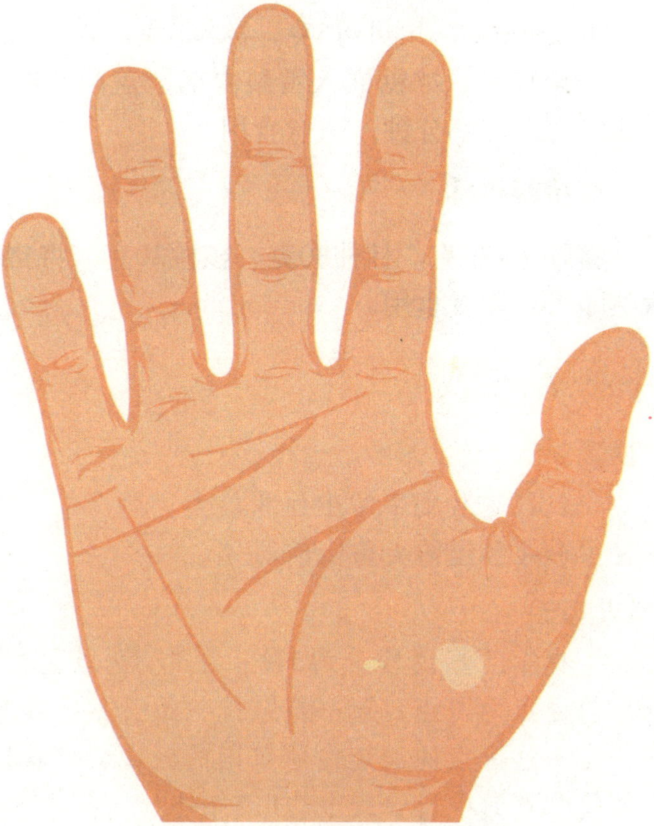

图2-44

【推荐处方】

肺气肿的食疗小方

◇杏仁炖羊肉

羊肉（瘦）250克，苦杏仁10克，陈皮10克，大葱15克，姜5克，盐2克，五香粉1克。将杏仁去皮和尖，洗净备用；陈皮洗净备用；羊肉洗净，切片备用。将三味食材一同放入砂锅内，加适量清水，炖至羊肉、杏仁熟烂，加入葱、姜、盐、五香粉调味即可。佐餐食用。

◇川贝炖雪梨

雪梨400克，川贝母5克，冰糖5克。将雪梨切去蒂部，挖出雪梨心，把川贝粉、冰糖嵌入雪梨内部，盖回蒂部，用牙签穿连，放入炖器皿内，炖45分钟。随意食用。

◇猪腰核桃

猪腰子180克，杜仲30克，核桃30克。将猪腰与杜仲、核桃肉同煮熟即可。佐餐食用。

小知识

艮区：

艮区是我们手掌中面积最大、肌肉最厚的一个重要区位，是生命线包围的大鱼际的部分。

坎区：

将第二指缝线分为3段：下1/3为坎区段，下1/3与中1/3段的交点为肾点，第一指缝线、第三指缝线分别与腕横纹交于一点。这三点间的连线所包围的区域就是坎区。在掌根部，腕横纹中点向中指中线上约1.5寸处，大、小鱼际的分界部。

三、问手感，诊疾病

事实上，在手可以提示疾病的过程中，感觉的变化才是最直接、最容易让人发现的。不仅医生可以通过了解你的感觉确诊疾病的发展方向，自己也可以根据手部感觉变化，知晓身体是否出现异常。

【个案呈现】

林明是一家广告公司的职员，在这个竞争激烈的行业里，加班成了家常便饭。他为了做好一份文案，常常需要绞尽脑汁，很多时候会工作到深夜。实在犯困的时候，只好抽烟提神。工作一年之后，林明有了很大的烟瘾。有时候每天能抽一包烟，除了工作时，平常也喷云吐雾。家里人百般规劝，也帮他想了很多办法，让他戒烟，但是都无济于事。

这样过了一段时间，他常觉得疲劳、精神不好。但他却并没有在意，认为不过是工作太累的缘故。一天在吃中午饭时，同事们聚在一起聊天，一位同事说自己会看手相。林明就开玩笑地把自己的手伸出来，让同事看一看他最近的运气如何。同事发现他的手掌和一般人的手掌不同，呈现四方形，棱角分明；手部肌肉鼓起来，但摸上去松软无力。看了林明的手，同事愣住了。林明不停地催促同事给他讲一讲是不是会交好运。同事却说："我看你的肺有点问题，最好到医院检查一下。”林明不以为然，还说同事故弄玄虚。回家后，和家里人说起这件事，家里人却紧张起来，催着他一定要去医院。林明只好在周末去医院检查，谁知一查之下，他大吃一惊，检查结果是他患上了肺癌，幸亏检查及时，还有治愈的希望。

1. 手心发热提示肝胆疾病

手温的细小变化比较频繁，由独立的调控结构使之维持在一定水平范围内，也就是说，手温是在变化中求得平衡的。手对温度的变化相当敏感，随后的调整也相当迅速。一般情况下，手背温度与体温相仿，掌部温度略高于体温，相差0.2～0.8℃或更高一些。另外，手掌不同区域的温度也有差异，中央和四周有时可明显感觉到温度差异，这在不少疾病诊断中也有重要的参考价值。

手心发热不是手心的温度真的上升，而是指自觉手心发热，甚至有手心冒火的感觉。它的出现并非好事，因为它往往预示着身体的某些部位出现问题了，其中肝胆疾病便是手心发热首先应该考虑的疾病。

【中医分析】

慢性胆管感染、乙肝、肝硬化等疾病，都可以引起手心发热的现象。一般来说，这些病通常还会伴有失眠、乏力、消瘦、腹胀、肝区隐痛、食欲不振等症状。出现上述情况时，用肝功能或肝炎免疫学检查通常能够查出病情。

【病症追踪】

肺结核是引起手心发热最常见的原因。该病起病缓慢，病程较长，经常会伴有精神萎靡不振、乏力、咳嗽、盗汗等症状。此外，慢性肾盂肾炎也会引起手心发热。慢性肾盂肾炎是一种广发于中青年女性人群中的慢性肾炎，在其慢性活动期时，大多数人会出现持续性或间歇性手心发热，并伴有发热、腰酸、乏力、尿频、尿急、尿痛等症状。出现这种情况时，应到医院做尿液检查，一般可以发现异常。

【推荐处方】

（1）慢性胆囊炎的手部按摩法

胸椎穴、肝胆穴、胸痛点、中泉、神门、外关、支沟、少冲、三焦点及胃、肾反射区均有效。

用拇指按揉胸椎、肝胆穴、胃、肾反射区、中泉、外关、支沟穴各2～3分钟；用拇指掐按胸痛点、少冲、三焦点、神门各2～3分钟。每日1次，10次为1疗程。适用于胆囊炎。

（2）慢性胆囊炎的食疗小方

◇陈皮牛肉：牛肉1 000克，陈皮30克，白萝卜500克。牛肉切块，用清水浸泡半小时捞出，控干水分；陈皮切丝，萝卜切滚刀块；锅内以清水烧开，放入牛肉煮沸，去泡沫；再煮至牛肉熟透时加入陈皮、萝卜，改用小火炖；待萝卜煮烂后下盐、味精调味即可。

2. 手部麻木提示血压、血糖不正常

我们通常所说的手部麻木，主要是指手对外界的刺激如冷、热、疼痛等感觉的丧失。其实这并非单单的症状，它往往是某些疾病的先兆。

【中医分析】

☆出现手部麻木很可能是糖尿病的征象，这也是糖尿病患者最容易忽视的症状。这种情况会在血糖控制在正常水平时，逐渐减轻或消失。

☆血压升高后，会出现肢体麻木的症状，尤其是手部麻木症状更为明显。

小知识

糖尿病：

糖尿病是一种常见的内分泌新陈代谢病。在中医上属于“消渴病”，很难根治。近几年来，由于生活质量的提高，糖尿病患者呈上升趋势。该病已经成为严重影响、危害人类生存和健康的疾病之一。

【病症追踪】

患有腕管综合征者，其在发作时通常会引起掌部、五指麻木、无力和疼痛。该病是中老年妇女常见病，也是键盘一族的常见病，是由于腕部过度运动所致。手部出现麻木很可能也是中风的先兆。这是由于在中风尚未形成之前，常会出现一些典型或者不典型、突发短暂或重复发生、含糊不清或易于疏忽的症状，手部麻木就是其中之一。患有颈椎病也会引起手部麻木，手指不灵活。此外，还会累及前臂或肩部，症状会因颈部的活动加重或减轻。

【推荐处方】

（1）糖尿病的手部按摩法

曲泽、间使、内关、合谷、曲池、中泉及全息穴的脾胃穴、心肺穴、肾穴等均有效。

用食指按推或点揉脾胃穴、肾穴、心肺穴各5分钟；用拇指点按曲泽、间使、内关、合谷、曲池、中泉穴各1分钟。每日按摩1次。

（2）糖尿病的食疗小方

◇洋葱炒肉丝：猪肥瘦肉150克，洋葱150克，精盐、酱油、鲜汤、味精、猪油、水淀粉各适量。将猪肉切丝，加水淀粉、精盐拌匀，调好芡汁；将洋葱去外皮，切成丝；用碗将精盐、水淀粉、鲜汤、酱油、味精兑味汁；将炒锅放入猪油，油烧至七成热时下猪肉丝，炒至断生，再加入洋葱丝一起同炒数下，烹入味汁，再翻炒数下，待紧汁吐油，起锅装盘即可。

3. 手掌冒汗提示胃溃疡

手的干湿反映了微循环与皮肤的活跃程度，这与循环系统、淋巴系统、神经系统、内分泌系统以及细菌、病毒等的感染有关。过干和过湿都是不正常的。如果是偶尔的手掌冒汗，多是由于精神压力大而造成的。但是，如果是经常性的手心冒汗，就表示身心受到了一定的影响。

【中医分析】

手掌多汗，最容易患上胃溃疡，这主要是由于长期的心烦气躁、焦恐不安而造成的。在中医学中，手多汗是心火炽盛、湿热内蕴、胆胃失和的表现。

【推荐处方】

（1）手掌多汗的手部按摩法

刺激位于手掌正中央的多汗点。手自然握住，约在无名指按住掌心之处即是多汗点的位置。不断地按摩此点，如可以用按法、掐法、点法等来刺激此点，不仅可以减少出汗，而且还可以消除紧张的情绪。

（2）胃溃疡的食疗小方

◇桃仁猪肚粥：桃仁（去皮尖）、生地黄各10克，熟猪肚片、大米各50克，调料适量。将熟猪肚片切细，取2倍水煎取汁，加猪肚、桃仁、生地黄、大米煮为稀粥，待熟时调味服食。每日1剂。

◇鸡蛋三七炖：鸡蛋1个，蜂蜜30毫升，三七粉3克。将鸡蛋打入碗中搅拌，加入三七粉拌匀，隔水炖熟后，再加蜂蜜调匀服食。佐餐食用。

◇仙人掌炒牛肉：仙人掌50克，嫩牛肉100克，调料适量。将仙人掌去皮、刺，洗净，切细丝；牛肉洗净，切片。将仙人掌、牛肉置热油锅中，炒熟后调味服食。佐餐食用。

4. 手掌发硬提示心脑血管疾病

当然，说手掌发硬是相对来说的。如相对于孩子来说，正常成年人的手掌就比较硬，而相对于长年从事体力劳动的成年人来说又比较软。在中医学中，手掌发硬通常是血淤与风湿的征象。

【中医分析】

☆整个手掌都发硬，且手掌颜色发黑，此多提示高血脂、高血压、动脉硬化、脑萎缩的后遗症。

☆手掌以前正常，最近突然发硬，此多提示心脑血管疾病突发或内分泌功能下降。

☆手掌脏腑区域发硬，很可能是突发疾病，如心脑血管疾病。

【病症追踪】

☆小孩手掌发硬，一般是脏腑功能下降。

☆老年人手掌发硬，多为肾虚血淤的征象。

☆男人手掌发硬，通常提示肝气淤滞。

☆女人手掌发硬，通常提示血淤、内分泌功能紊乱。

☆手掌局部发硬，可能为气滞血淤、痰瘀阻络。

☆中指和无名指指缝下面的皮肤呈褐色且变厚、变硬，很可能是肝脏病变的信号。

☆智慧线与生命线夹角处凸起且肉质较硬，一般为脂肪肝的征兆。

【推荐处方】

（1）高血压的手部按摩法

阳谷穴、内关、合谷、阳溪、心点、肾点、血压点、头穴、颈肩穴、肝胆穴等均有效。

用拇指按揉内关、合谷、阳溪等各1分钟；用拇指关节点按心点、肾点、血压点各1分钟；用拇指关节点按头穴、颈肩穴、阳谷各1分钟。

（2）高血压的食疗小方

◇黑木耳炒芹菜：芹菜200克，水发黑木耳30克，杜仲10克，姜5克，大葱10克，大蒜（白皮）15克，盐5克，植物油50克。将杜仲烘干，研成细粉；黑木耳用清水发去蒂根；芹菜洗净后切成段；姜切成片；葱切段；蒜去皮，切成片。将炒锅置武火上烧热，加入素油，待油烧至六成热时，放入姜片、葱段、蒜片爆香；随即放入芹菜、黑木耳、盐、杜仲粉，炒至芹菜断生即成。

（3）高血压食疗小方

◇炒洋葱头：取洋葱头120克，食油、食盐、酱油适量，香醋、白糖少许。取洋葱头去掉外皮，洗净，切丝。旺火热锅加食油，放入洋葱丝翻炒，加入食盐、酱油、香醋、白糖调味，拌炒均匀。

大蒜菠菜拌海蜇：大蒜20克，菠菜300克，海蜇100克，醋10克，盐10克，姜5克，葱10克，芝麻油6克。把大蒜去皮切片，菠菜洗净，切5厘米长的段，用沸水焯透；海蜇发透洗净煮熟晾凉；姜切丝，葱切花。把菠菜放入盆里，加入大蒜、海蜇、醋、盐、姜、葱、芝麻油，拌匀即成。

◇**香菇油菜：** 油菜500克，水发香菇60克，花生油（或猪油）、精盐、料酒、水淀粉、香油、味精、猪骨汤料各适量。油菜去老叶、老根，洗净；香菇去根蒂，洗净。锅置火上，放油，烧至六成热，加入全棵油菜，煸炒至熟，加少量精盐，起锅，放味精，将熟油菜铺于盆中。再起热锅，加油，烧热，将香菇入锅炒3分钟，加猪骨汤、料酒、精盐，焖烧5分钟，再加味精，用水淀粉勾芡，浇上香油，颠翻几下，出锅，浇于油菜之上即成。

◇**豆腐蒸鱼：** 海水鱼类（草鱼、黑鱼、鲫鱼等亦可）一条，豆腐150克，瘦肉30克，黑木耳少许。酱油、麻油、盐、葱、醋、姜末适量。将鱼洗净，在鱼身两侧剞上花刀；豆腐切成丁状后在沸水锅中焯一下捞出备用；生姜切片，蒜切末；葱切为结；将瘦肉和黑木耳分别剁成末；肉馅拌入一点酱油、盐、姜末、麻油、黑木耳末后放入鱼腹中，再将鱼放入盘内（在盘底需先放入生姜片和葱结）。上面放入豆腐，撒上少量盐、醋，蒸六分钟后关火。利用锅内余温“虚蒸”8分钟后立即出锅，取出盘底的葱结、姜片后即可。

小知识

高血脂：

高血脂是一种全身性疾病。它指血液中一种或几种脂肪成分的增加，有高胆固醇血症、高脂蛋白血症、高甘油三酯等。合理的饮食结构，科学的生活方式和定期检查血脂是预防高血脂的重要措施。

第三章　指甲：健康的温度表

人的指甲虽然很小，但是其功能、作用却不能忽视。在中医学中，通过观察指甲诊病，历史已久。指甲不仅是保护指尖表面的角质物，还是人体五脏六腑健康的监测员。指甲床的构造与真皮一样，分布着神经与毛细血管。指甲依靠濡养来维持它健康的色泽和形态，而血虚、血淤、血热都可以引起指甲的变化，指甲还是人体细胞分裂最快的部位之一。所以，一旦人体体内存在或正在发生病变，它就可以立刻反映出来。

一、看甲色，诊疾病

正常的指甲颜色应该是鲜明、润泽的粉红色，并没有其他的颜色。如果指甲失去了正常的光泽，那么很可能是身体某部位出现了问题。下面我们就来看一下，指甲变色给我们带来了什么样的身体信息。

【个案呈现】

阿华是医学系皮肤科大三的学生，平时学习挺认真的，成绩还算不错，现在已经能帮忙看些小病了，成了街坊邻居口中的“小医生”。阿华有一个舅舅住在很远的地方，这几天在阿华家里住几天，正好阿华也放暑假。

这天，阿华与舅舅都没事，就在后院聊天。

“舅舅，你的手被挤到了啊？”阿华看到舅舅的指甲呈紫黑色，以为舅舅是不小心挤到手了。

“啊？没有啊？怎么这么问？”舅舅感到十分奇怪。

“你的指甲黑黑的，不是被挤到了吗？那是怎么回事？”

“哦，你是说这个啊，我也不知道怎么回事，这不是被挤到的，我也记不清楚是什么时候开始，指甲就变黑了，不过身体好像也没有什么不舒服的，所以一直也就没在意。”舅舅满不在乎地说着。

但是，阿华却认为此事不能怠慢。“舅舅，你还是跟我到医院检查一下吧，我估计这事可能有点玄乎。”

“啊？不会吧，那我们就去一趟医院吧。”

最终，阿华的舅舅被检查出体内有一个恶性肿瘤。看来，这小小的指甲也不能忽视。

1. 指甲发白提示血液疾病

指甲颜色发白，有可能是先天性的，也有可能是职业造成，并非完全是病态甲。如果在老年人指甲上出现白色斑块或者是纵向条纹且呈周期性地出现时，不要惊慌，这是老年人指甲的常见变化，并非是疾病的征象。

【中医分析】

☆指甲上出现两根白色的横贯线，此通常为血液中的白蛋白减少的提示，其次为慢性肝病肝硬化的表现（图3-1）。

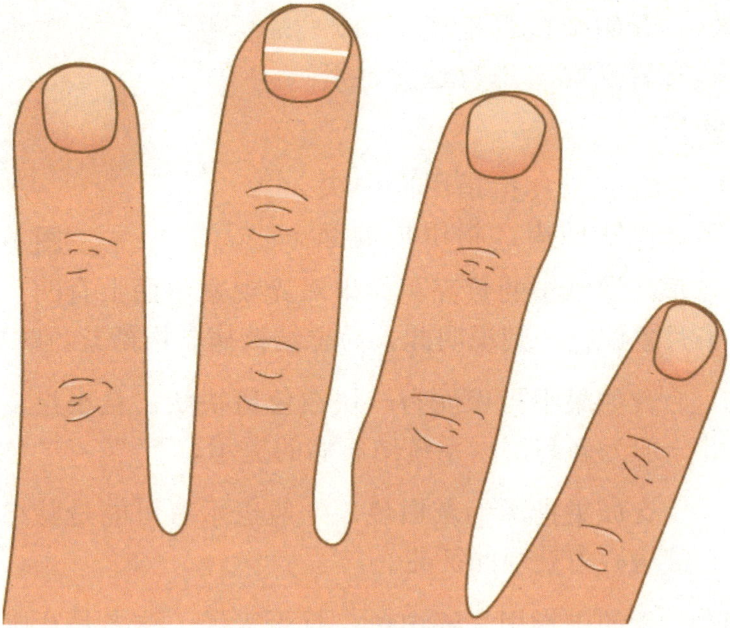

图3-1

☆指甲外表经常是白色的，表示身体里的血液不太充足，为贫血、血寒、气血亏损或低血压。

☆指甲呈白蜡色且无光泽，通常是溃疡病出血或有钩虫病等慢性失血症的表现。

☆指甲出现毛玻璃样白色，且指甲的远端部分呈红褐色，为慢性肾功能不全而出现的高氮质血症。

【病症追踪】

☆如果多指甲面中央呈白色状，提示此人正患胃疾（图3-2）。

☆如果指甲下面的粉红色减少到仅靠近指间的那一小条，呈现大部分白色，这通常为肝硬化的征兆。

☆如果指甲呈现全白，通常表示此人患有遗传性肝硬变。

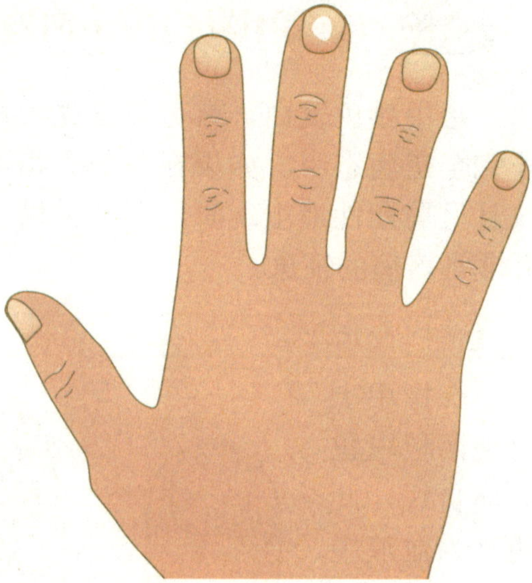

图3-2

☆如果食指指甲面中央明显高于四周，指甲顶端部下垂，像倒扣的贝壳。如果对光观察甲面上有凹点，甲下色偏白，半月色偏粉，则说明此人易患结核病，根部紫色时更应加倍注意。

☆如果小指甲面有一块白色斑块状，且小指皮囊发红、变肿，此一般为患有泌尿系统结石病的提示。

☆如果指甲为灰白色，一般表示有可能是肺结核晚期和肺源性心脏病心力衰竭的征兆。

☆如果指甲呈淡白色，且无光泽，这多是肾脏疾患的先兆，如慢性肾炎、慢性肾盂肾炎。

小知识

肾小球肾炎：

肾小球肾炎是肾炎的简称，它是一种以肾小球损害为主的肾脏疾病，比较常见。通常，肾小球肾炎的临床表现为蛋白尿、血尿、水肿和高血压等。但是，因为肾病隐匿性较强，肾小球肾炎早期症状并不明显，易被人忽视，发展到晚期会引起肾功能衰竭，严重威胁着患者的健康和生命，是引起肾功能衰竭最常见的病因。

【推荐处方】

（1）低血压的手部按摩法

大陵、神门、中渚、阳池穴均有效。

用拇指、食指点按或按揉的方法刺激这4个穴位，血压就会上升，自觉症状消失。但需要注意的是，应一直点按或按揉到穴位周围有暖热感为止。每日1次。

（2）低血压的食疗小方

◇西红柿胡萝卜咸肉汤：西红柿500克，胡萝卜250克，猪瘦肉250克，大葱5克，料酒10克，酱油5克，盐5克。将猪瘦肉洗净，沥干水，切大块，用盐调匀腌一夜即成咸肉，切小块备用；将西红柿、胡萝卜洗净，切块备用；将咸瘦肉、胡萝卜块放锅中，加适量清水煮约20分钟；加西红柿再煮约5分钟，下葱花等调味即可。

（3）低血压的食疗小方

◇淮山药泥：淮山药200克，豆沙150克，京糕100克，水豆粉50克，白糖150克，猪油100克。将淮山药粉碎成细末，加入白糖50克，加少许水，搅成细泥，放碗内；京糕加工成细泥，另放碗内；

加白糖25克，拌匀，豆沙另碗内；然后将3个碗均上笼蒸熟透后，取出待用。将炒锅烧热，倒入猪油，依次炒京糕泥和豆沙，分别盛在淮山药的两边。将炒勺置武火上，加清水少许，白糖75克，烧沸去沫；用水豆粉勾芡，浇在三泥上面即成。

◇**藕丝羹：**嫩鲜藕500克，鸡蛋3个，京糕160克，蜜枣100克，青梅100克，白糖200克。 将嫩鲜藕洗净，削去外皮，切成约5厘米长的细丝；放入开水锅内氽一下，捞出。京糕、蜜枣、青梅等均切成与藕同样的细丝。将3个鸡蛋清放入碗内，加入相当蛋清一半的水，用筷子打匀放在大盘内。置放笼里用武火蒸5分钟，即成白色固体蛋羹。然后将各种丝分为5份摆在蛋羹上，两端为藕丝，中间为京糕、蜜枣、青梅丝。锅内倒入200克水，放入白糖，水烧开后，用湿淀粉勾成白色甜汁，淋至菜上即可。

2. 指甲发黑提示肝胆疾病

中医认为，指甲色黑多是瘀血而造成的。受伤的指甲下出血，起初是紫红色的，久而久之变成了黑色。但是，指甲发黑也有可能是因为其他疾病而造成的，最常见的是肝胆疾病。

【中医分析】

☆指甲甲面中央出现乌云状黑斑，一般提示肝部发生恶劣病变（图3-3）。

☆指甲甲面出现黑块，一般是胃癌、肝癌、碱中毒的征兆。

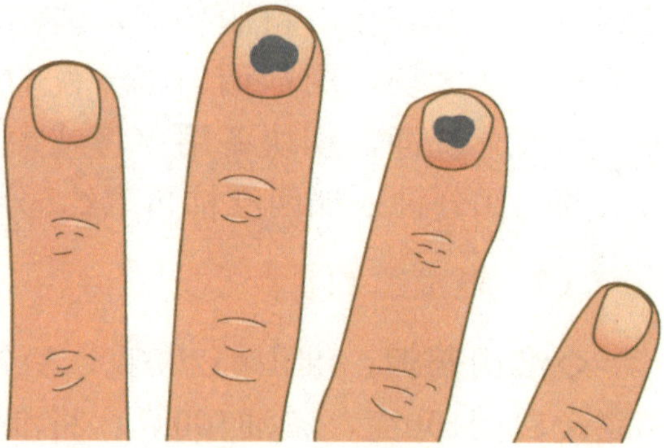
图3-3

☆指甲根部出现很

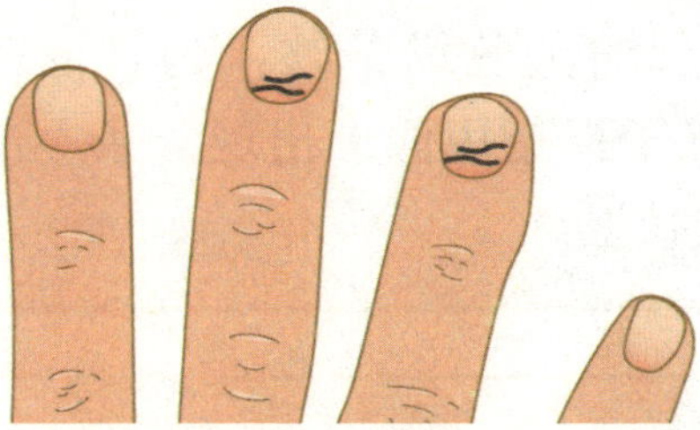

图3-4

多黑色线条，为体内正在或已经发生癌变的提示。

☆指甲上出现黑色弧纹，多提示此人可能患有慢性胆囊炎（图3-4）。

小知识

肝癌：

肝癌是一种十分常见的恶性肿瘤，而且是癌症中恶性程度很高的一种。其死亡率很高，在恶性肿瘤中居第三位，仅次于胃癌和食管癌。肝癌的发病与慢性肝炎关系密切，还和黄曲霉毒素、亚硝胺、寄生虫感染、环境污染、遗传因素等有关。

【病症追踪】

☆食指甲面有一条不凸起的黑色纵条纹，提示此人患有慢性支气管炎（图3-5）。

☆指甲远端明显发黑，多提示此人患有慢性肾功能衰竭。

☆指甲甲面上出现黑斑，多见于营养消耗、内脏功能性障碍及B族维生素的缺乏。

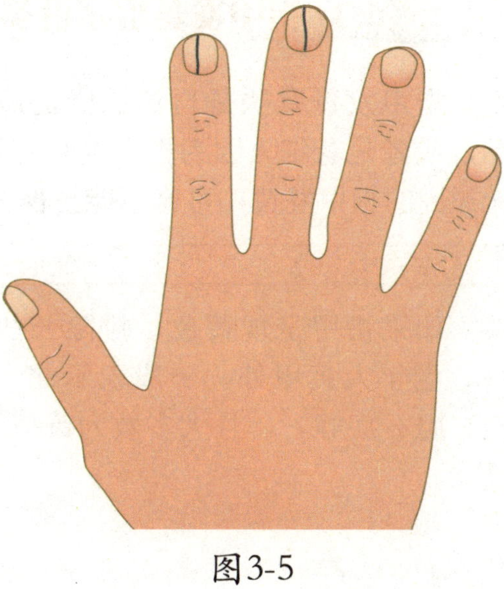

图3-5

☆在拇指甲面上出现一条不凸起的黑色纵条纹，为甘油三酯高、血稠、脑动脉硬化信号。如果孩子拇指甲面上出现一条不凸起的黑色纵条纹，提示其大脑记忆力在减退。

【推荐处方】

肝癌的食疗小方

◇**翠衣西红柿豆腐汤：**西瓜翠衣30克，西红柿50克，豆腐150克。将西瓜翠衣、西红柿和豆腐全部切成细丝，做汤食。佐餐食用，可经常食用。

◇**苦菜汁：**苦菜、白糖各适量。将苦菜洗净，捣汁，加白糖即成。每周饮用3次。

◇**山药扁豆粥：**山药30克，扁豆10克，粳米100克。将山药洗净，去皮，切片；将扁豆煮半熟时加粳米、山药，煮成粥即可。每日2次，早、晚餐食用。

3. 指甲发黄提示肝炎

指甲发黄有些是自然原因造成的，如经常抽烟、接触化学药品，或者是老年人因为指甲退行性病变会呈现浅黄色。但是，若是无原因的指甲发黄，可就不能轻视了，因为它很可能是病态甲。

【中医分析】

如果指甲呈现黄色，排除一些外部因素如抽烟、接触化学药品、老年人黄甲外，一般表示此人患有肝脏疾病（如肝炎、胆囊炎、胆石症等），且大多数为黄疸型肝炎，也可为慢性出血疾病的征象。

【病症追踪】

十指指甲均呈黄色，则很可能是肾病综合征的信号；如果指尖周围出现黄色，通常为恶性黑色素瘤的征象；指甲变为黄色也很有可能是长期服用四环素药物的原因；指甲变为棕色，通常表示此人患有银屑病；指甲周围出现棕黄色，通常表示此人患有甲癣、念珠菌性甲沟炎等（图3-6）。

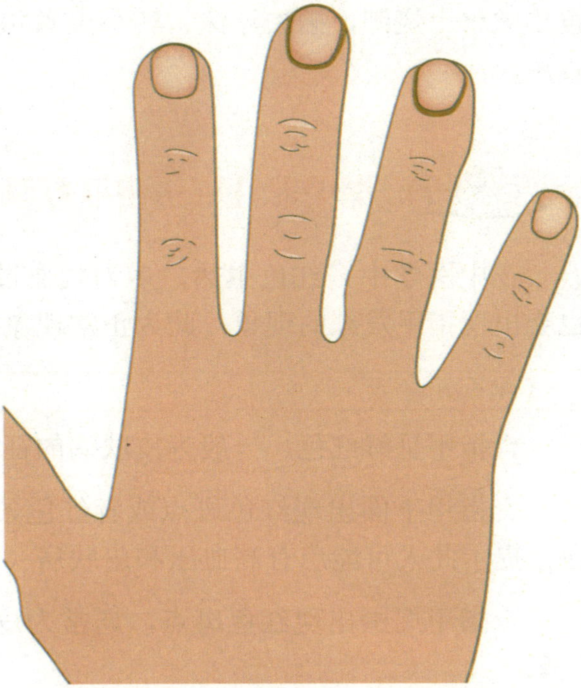

图3-6

【推荐处方】

肝炎食疗小方

◇黄花鱼煮大蒜头：小黄花鱼150克，白皮大蒜30克，盐2克，味精1克。将黄花鱼洗净，切块；大蒜切片。黄花鱼、大蒜同入锅，加水适量，用文火煮沸至黄花鱼熟透，加入食盐、味精即成。佐餐食用。

◇雪羹汤：荸荠250克，海蜇皮60克，盐2克，味精1克。将荸荠除去嫩芽，削去外皮，切成薄片；将海蜇皮放入清水内浸泡，换几次水，以除净咸味及沙子，切成丝；将荸荠、海蜇同入锅内，以旺火烧开后，改用文火炖至海蜇烊化，放入盐、味精调味即成。

◇莲子五味子粥： 莲子30克，五味子10克，粳米100克。将粳米淘洗干净，把粳米、莲子、五味子放入锅内，加清水适量。将锅置于大火上烧沸，撇去浮沫，转小火煮40分钟即成。每日1次，佐餐食用。

4. 指甲发红提示皮肤疾病

在中医学中，红色主热，多为气血过热。在饮酒、洗澡之后，也会出现指甲发红的现象，此为正常现象。

【中医分析】

☆指甲呈鲜红色，一般为皮肤病的征兆，如麻疹、湿疹等。

☆指甲下面出现红色斑点或者红色条纹，通常表示毛细血管出血，提示此人可能患有高血压和皮肤病（图3-7）。

☆指甲周围出现红色斑点，通常为皮肌炎或全身性红斑狼疮的征象。

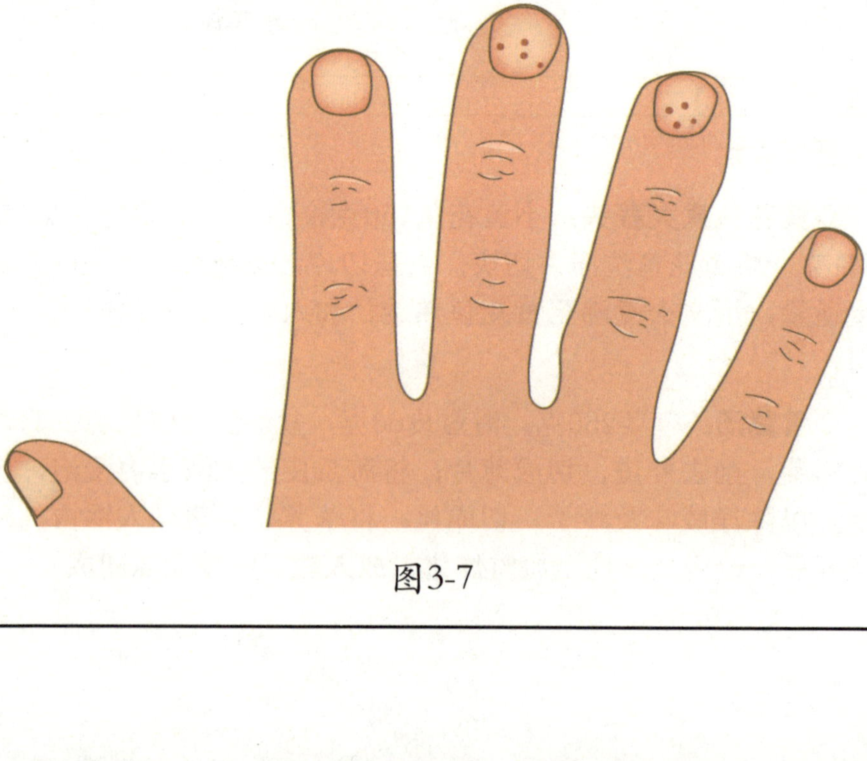

图3-7

小知识

湿疹：

湿疹是一种常见的由多种内外因素引起的表皮及真皮浅层的炎症性皮肤病，一般认为与变态反应有一定关系。其临床表现具有对称性、渗出性、瘙痒性、多形性和复发性等特点。另外，也是一种过敏性炎症性皮肤病。

【病症追踪】

☆指甲呈现深红色，并且压之颜色不改变，通常表示此人内部器官有严重的炎症。

☆指甲前端出现红色带，通常表示此人胃炎正在发作或心脏瓣膜发生病变。

☆指甲前端若呈现片状红色带，通常为胰腺炎信号。此外，在临床上部分腺炎患者指甲还会出现紫色斑块（图3-8）。

☆指甲呈深红或紫红色通常为心脏供血功能不佳或脑血栓前兆。此外，煤气中毒后指甲也会变为深红色。

☆拇指指甲甲面变色部位几乎占全甲的1/2呈红色，半月痕有鲜红斑块，通常提示此人患有慢性咽炎、扁桃体炎因感冒而急性发作。

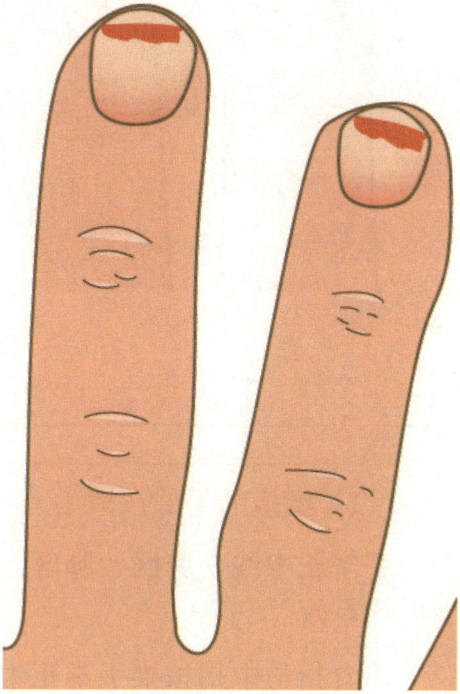

图3-8

☆女性若十指甲周呈墙皮色，短时期内充血发红色，多为月经期和月经量多。如果男性或者未在月经期的女性也出现甲墙皮色发红，应询问此人腹痛的具体位置，提示其脏腑内有出血现象。

☆指甲沿下出现一条细鲜红线，此可能是肠胃炎、头痛或神经衰弱的信号（图3-9）。

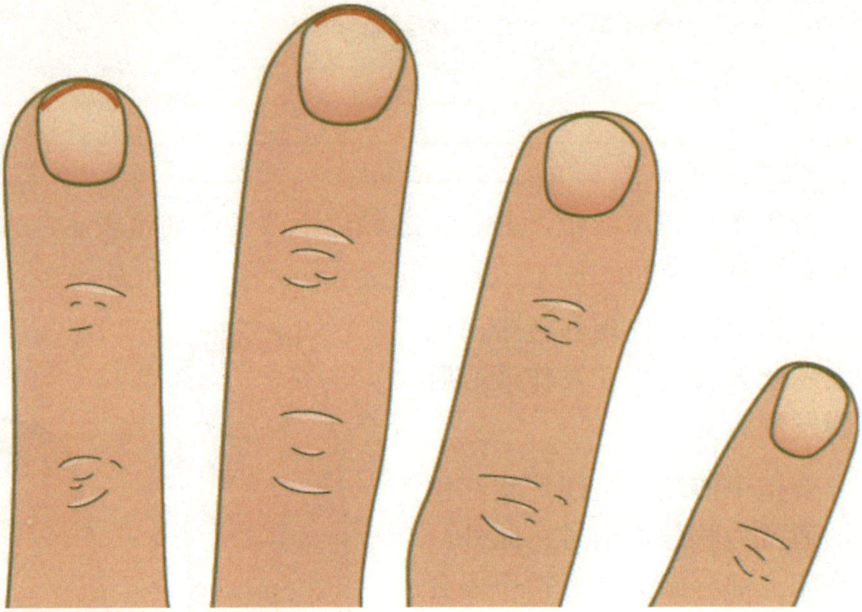

图3-9

【推荐处方】

（1）湿疹的手部按摩法

手掌正中线、脾区、肺区、肠区、心肺穴、肝胆穴、下腹穴、肾经均有效。

用食指与中指按推手掌正中线、肾经各2～3分钟；用拇指按揉脾区、肠区、心肺穴、肝胆穴、下腹穴各2～3分钟。每日按摩1次。10次为1疗程。

（2）湿疹的药疗小方

◇**清热祛毒浴方：**苦参、白鲜皮、地肤子、土茯苓、蛇床子、蒲公英各30克，百部20克，蝉蜕、黄芩各15克。每日1剂。将上药用纱布包煎，取汁倒入盆内，趁热先熏后洗手部及皮损处。每日2次，每次30分钟，10次为1疗程。

5. 其他指甲颜色变化

☆指甲变蓝，很有可能是由于某些药物中毒，如硫黄、亚硝酸盐、阿的平等。

☆指甲呈紫黑色或者蓝色，极有可能是因为进食不新鲜的蔬菜而引起的肠原性青紫症，以及亚硝酸盐中毒，此会使正常低铁血红蛋白氧化或高铁血红蛋白失去输氧能力而造成的组织缺氧，从而致使发生指甲变色。

☆一指或数指指甲边丑陋，发朽木样灰色，甲下挖空，为甲癣，俗称灰指甲。甲癣既影响美观，也难治疗。一般的内服药物最易伤胃及损害肝肾。

☆十指甲面均干巴且呈灰色，甲面下又有数朵小黑斑，提示此人已患恶变病且到中晚期。

☆指甲根部出现蓝色半月状，通常为血液循环受损、心脏病或雷诺氏综合征的征象，也可能患有风湿性关节炎、自身免疫性疾病（图3-10）。

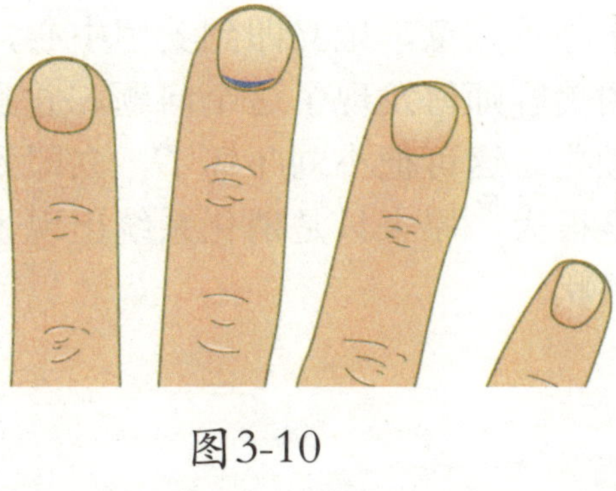

图3-10

二、看甲身、甲形，诊疾病

指甲的色形状与健康有着很大的关系。一般，标准的指甲长度为第一指节的1/2，呈宽三纵四的比例。如果指甲比例完好，色泽等方面状况良好，就可以断定为先天遗传相当好，表明身心健康，充满活力。

【个案呈现】

小刘是个爱说爱笑的女孩子，特别注意仪表，总是把自己打扮得漂漂亮亮的。皮肤上有一点点斑点、痘痘都会让她紧张不已，并迅速想办法补救。小刘总是说脸是一个人的门面，一定要认真对待，光洁细致的脸部才能够显示一个人的风采。

她关注的还不仅仅是脸，一双手伸出来也是十指纤纤。一天小刘在涂指甲的时候，发现自己的指甲上面出现了小凹沟，这让小刘十分不满意，她立即到美甲中心，想给自己的指甲做做美容。细心的美容师傅发现了这个问题，并且告诉小刘这有可能是某种疾病的预兆。这可把小刘吓坏了，立即到医院做了一个检查，幸好问题不是很大，原来只是消化系统出现了问题，看来以后可不能小看这些症状。

1. 甲形变化提示呼吸系统疾病

指甲形状的变化通常是指指甲的长度、宽度等发生形状的变化。

【中医分析】

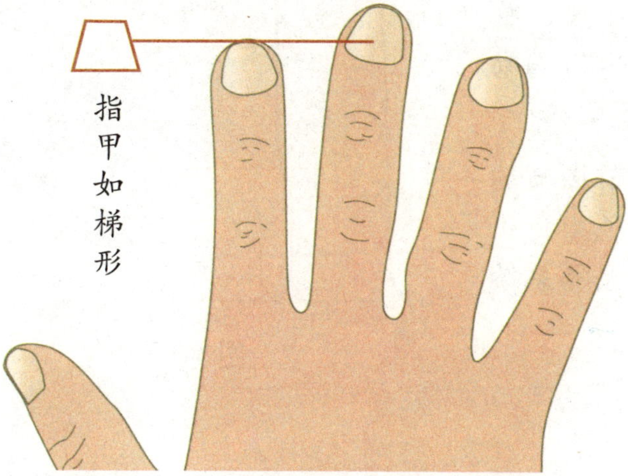

图3-11

☆指甲上端横径小于根部，整个指甲如梯形，一般表示此人易患呼吸系统疾病，如肺炎（图3-11）。

☆指甲为长形指甲，表示此人易患呼吸系统疾病，如肺结核等，且指甲越长，诊断意义越大。

☆指甲的长度超过了手指第一指节一半，且指头十分纤细，一般表示此人易患呼吸系统疾病，如肺炎（图3-12）。

☆十指指甲上端横径小于根部，甲面长度适中，整个甲面如梯形，甲下色半月较正常，表示此人易患支气管炎。

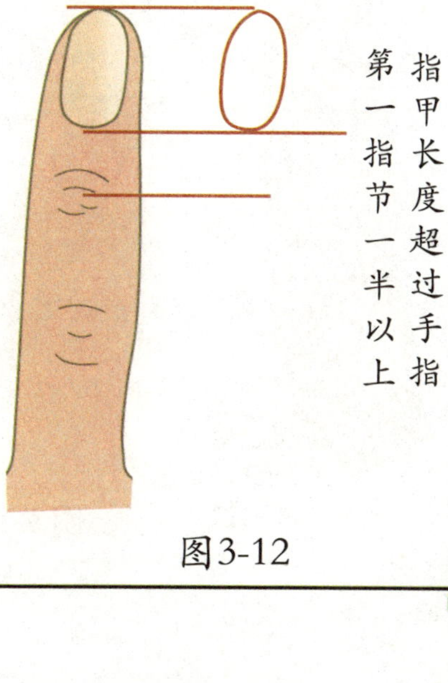

图3-12

【病症追踪】

☆指甲甲面左右横径小，两侧肉际较宽，左右径长为甲长的三分之一，其长度与长形指甲相当，且甲色不均匀，一般提示此人易患颈腰椎病、骨质增生及心脏病等。

☆指甲上距大于甲根部、半月多呈大三角形、甲下色大致正常，一般提示此人易患中风、脑血栓、脑脊髓等疾病，也可为易患肠炎、咽喉炎等症的征象。

☆指甲甲长不及末节指节的一半，甲显方形，甲下色半月正常，一般提示此人易患循环系统疾病、心脏病等（图3-13）。

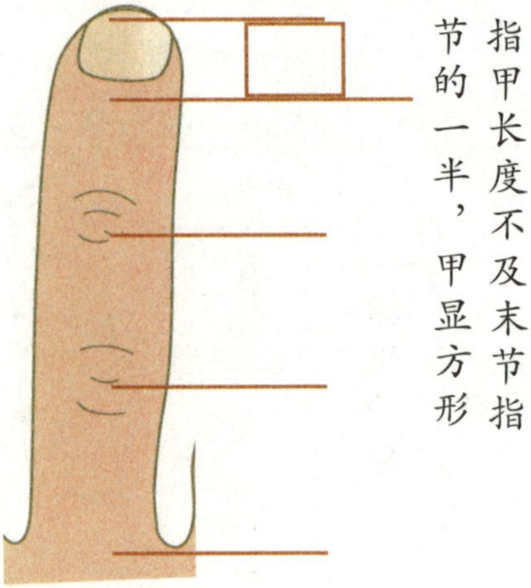

图3-13

☆指甲呈头大根小的扇形，且前端上翘、后端呈凹状，一般为易患甲状腺疾病以及性功能减退的征象（图3-14）。

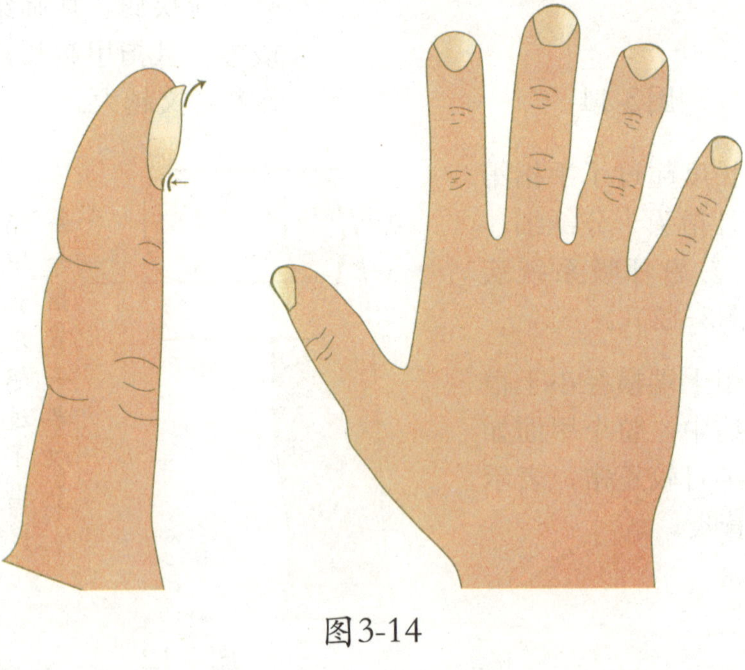

图3-14

☆指甲甲面横径大，尤其是顶端，甲根部凹下，半月相应偏大，一般提示此人易患甲状腺功能变异性疾病、生殖功能低下症等。

【推荐处方】

（1）支气管炎的手部按摩法

咳嗽点、肺点、肺区、胸点、咽喉点均有效。

用食指按揉咳嗽点、鱼际、内关各2分钟；用拇指点掐肺区、肺点、合谷、定喘点、胸点、咽喉点、列缺各1～2分钟。每日1次。

（2）支气管炎的食疗小方

◇冰糖炖银耳：干银耳10克，冰糖10克。将银耳泡在温水里约1小时，去除硬的部分，洗净后再泡在水里；锅里加水和冰糖，放在火炉上，待冰糖溶解后，倒入容器里，将泡过的银耳放入浸泡；把银耳放入蒸锅里蒸1个小时，银耳可用糖浆做成非常清淡的甜品。

（3）支气管炎的食疗小方

◇白糖拌海带：将海带浸湿后，切成小段，用开水连续泡3次，每次约半小时，捞出海带，拌适量白糖。

◇苏子粥：苏子30克（捣成泥）、陈皮10克（切碎）、粳米50克，红糖适量，加水煮成粥。早晚温服。适用于急性加重期及慢性迁延期咳嗽气喘、痰多纳呆、便秘的病人。

◇黄芪党参粥：黄芪40克、党参30克、山药30克、半夏10克、白糖10克、粳米150克。黄芪、党参、半夏煎汁去渣代水，与山药、粳米同煮为粥，加入适量白糖。

◇百合麦冬粥：鲜百合30克，麦门冬9克，粳米50克。加水煮成粥，食时加适量冰糖。

小知识

支气管炎：

支气管炎是支气管或气道发炎，起初表现为干咳，但几天后会咳出黄绿色的痰，而且还可能伴有感冒症状，如头痛或流鼻涕。支气管炎通常是由病毒或细菌感染所引起的，但也有可能是因为吸入了刺激物。

2. 甲身变化提示多种疾病

甲身变化是指甲面发生状态的变化，如指甲甲面出现凹沟、指甲翻曲等。

【中医分析】

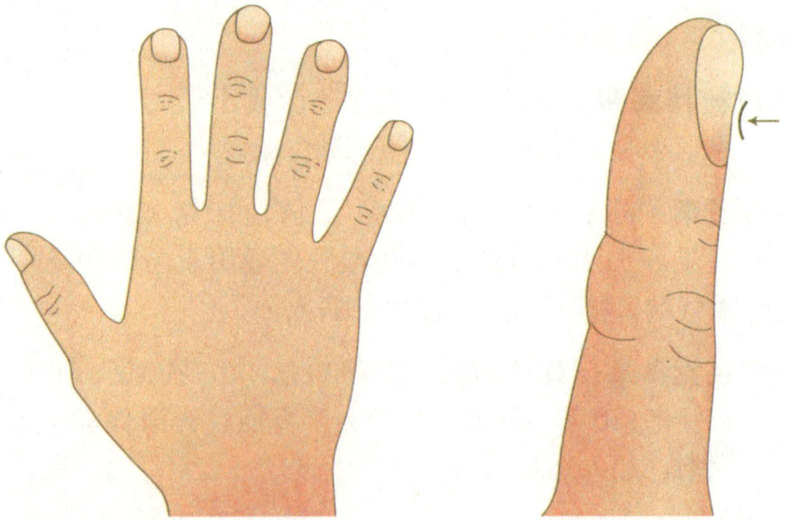

图3-15

☆拇指指甲出现凹沟，一般为神经系统出现障碍的提示。

☆小指指甲出现凹沟，一般为咽喉炎、神经病或肝胆疾病的提示（图3-15）。

☆指甲甲面中央高凸，且生命线在起端处便呈断续状，这很可能是肺结核的信号。

☆食指指甲出现凹沟，多为皮肤病的征兆。

☆中指指甲出现凹沟，一般表示此人可能患有眼疾、呼吸系统疾病。

☆指甲甲面中央明显凸起，高于四周，一般提示此人易患结核病（图3-16）。

☆指甲甲面伸长至顶端肉际之中，形成镶嵌状，多提示此人易患神经系统疾病，如植物神经功能紊乱及循环系统障碍等。

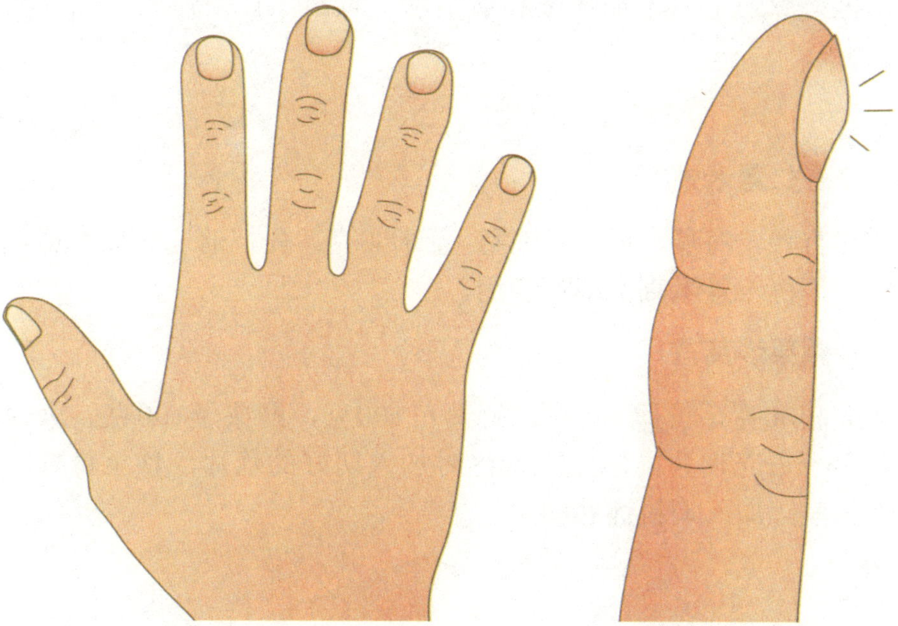

图3-16

【推荐处方】

（1）瘙疮的手部按摩法

鱼际、合谷、少泽、外关及全息穴的头穴、肾穴、肝胆穴均有效。

用拇指按揉或点按鱼际、合谷、少泽、外关穴各3～5分钟；用食指和中指推按头穴、肾穴、肝胆穴各3～5分钟。每日按摩1次，10次为1疗程。

（2）瘙疮的食疗小方

◇黑豆仁苏木粥

黑豆100克，益母草30克，桃仁10克，苏木15克，粳米100克，红糖适量。将苏木、桃仁、益母草用水煎煮30分钟，取药液500毫升，再将黑豆、粳米加药液和适量水，煮至黑豆粥烂熟，加红糖即可饮用。

（3）瘙疮的食疗小方

◇杏仁薏米粥

甜杏仁、海藻、昆布各9克，薏米30克。先把前三味加水适量煎煮熟烂，再入薏米煮粥即可食用。

◇藕栗炒莴苣

火腿50克，鲜藕100克，鲜莴苣100克，鲜栗子100克。火腿切片、栗子去壳切片同炒，至半熟时加入切好的藕片，炒至将熟时，加入莴苣。加入调料炒熟即可。

第四章 手指：疾病的指向标

疾病不仅仅与手掌有关，而且也与手指有着很大的关系。手指是人体的远端，也是血液回流的起点之一。据统计，人体有百分之八十左右的常见病、多发病均可以直接通过手指获得。观察手指气、色、形态的变化可以及时了解人的整体状况，即免疫平衡、健康平衡、疾病平衡等。当然，每一根手指所提示的疾病信息也是不同的。

一、看手指形态，诊疾病

虽然手是人们最经常使用，也是最能够直接看到的人体器官，但是手也是最容易被人忽视的器官。例如手指形态的变化，人们多以为手指形态是自然而成，所以认为手指过短、过长或变形皆是如此。其实，手指形态的改变也是疾病的信号。

1. 手指长短变化提示心脏疾病

手指长短恐怕是最容易被人忽视的健康提示信息了，不少人可能认为这是自然现象。殊不知，手指的长短也给人们提供了不少健康信息。首先，我们来看一下正常的手指长短应该是多少。

正常的拇指有两节，较其他四肢粗壮，长度是以在五指并拢时同食指第一节一般等高；正常的食指三个指节长短均匀，由下往上逐节缩短，在五指并拢时达到中指第一节一半处；正常的中指在五指中最长，三个指节长短平均；正常的无名指短于中指，至中指第三节1/3处，指节长短平均；正常的小指三节长短均匀，向上不超过无名指上指节纹，向下不低于无名指中指节纹的1/2。

【中医分析】

☆拇指指节较短，且坚硬不易弯曲，多为高血压、头痛、心脏病及中风的表征。

☆食指长于中指，提示此人易患心脏病（图4-1）。

☆中指比两相邻手指短，则提示此人易患心律失常（图4-2）。

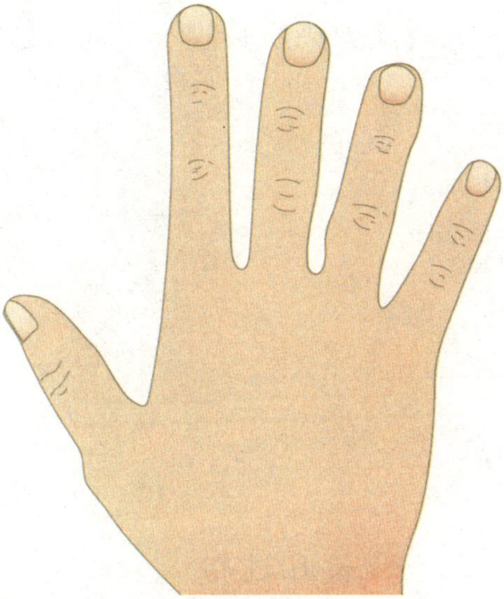

图4-1

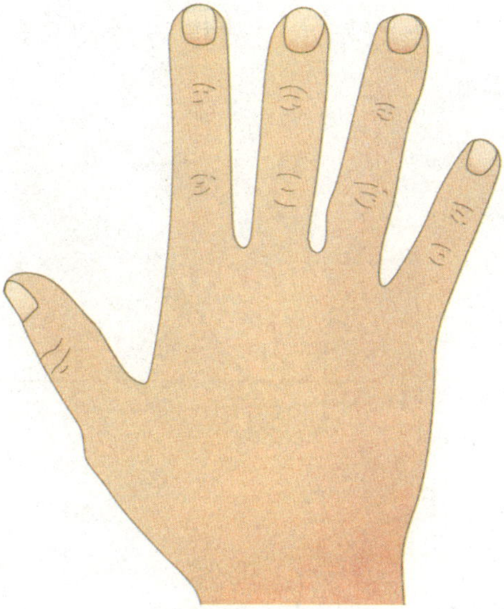

图4-2

【病症追踪】

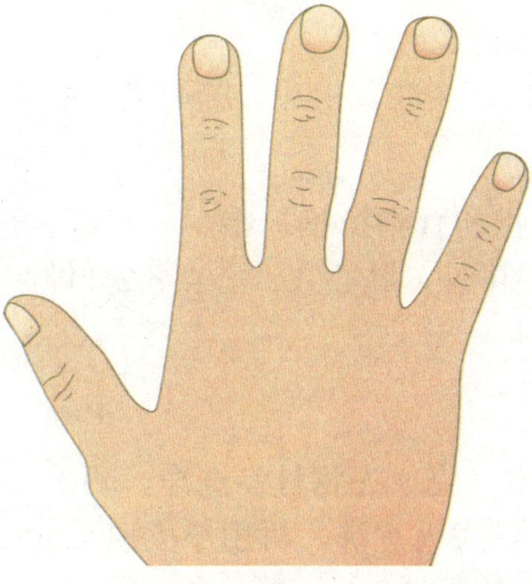

图4-3

☆拇指第一节指节过长，为此人健康状况较差的提示。

☆无名指太长，说明此人生活不规律（图4-3）。

☆中指或无名指的第二节特别长，表明此人钙质吸收不好，易患骨骼、牙齿方面的疾病。

☆中指过长，提示此人易患腰痛病。

☆无名指和中指等长，提示此人易患脾胃病。

☆无名指太短，多为元气不足、肾虚不孕的征象。

☆小指过短，多为五脏虚损、肾气不足的信号。

☆拇指第二节指节过长且过粗，表明此人钙质吸收不平衡（图4-4）。

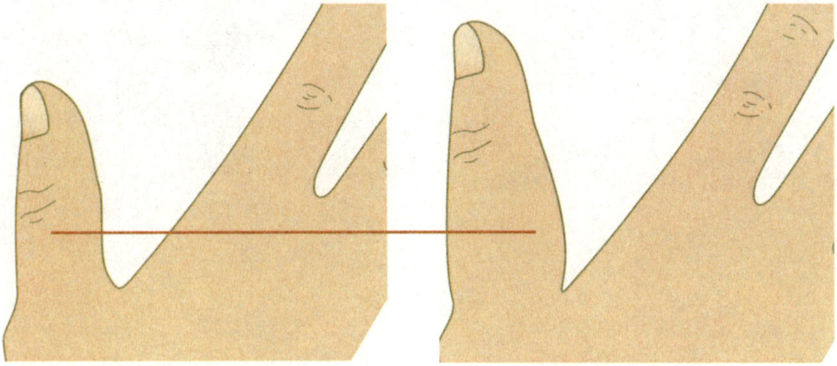

正常　　长且过粗

图4-4

【推荐处方】

（1）心脏病的手部按摩法

心区、拇指、中指、神门、少商、少冲、中冲、肺心穴、心点均有效。

用拇指揉按心区10分钟；用拇指和食指捻掐拇指、中指各5分钟；用食指点揉神门、少商、少冲、中冲、肺心穴、心点各2分钟。每日1次。

（2）心脏病的食疗小方

◇丹参蜂蜜饮：丹参30克，蜂蜜20克。先将丹参洗净，晒干，切片，放入砂锅，加水1000毫升，以大火煮沸，再用小火煎至500毫升，过滤，去渣留汁，加入蜂蜜调匀即可。早、晚分服。

小知识

心脏病：

心脏病是心脏疾病的总称，包括风湿性心脏病、先天性心脏病、高血压性心脏病、冠心病、心肌炎等各种心脏病。临床实践表明，手部按摩是防治心脏病的有效辅助方法。

2. 手指粗细变化提示脾、肠、胃疾病

正常的拇指较其他手指粗壮；正常的食指圆秀、端庄、强壮，外形与中指密合；正常的中指圆长健壮，直而不弯；正常的无名指圆秀、健壮、端庄，直而不曲；正常的小指直而不偏曲，圆秀、端庄。

【中医分析】

☆拇指过于薄弱，表明此人脾胃虚弱、营养不良。

☆拇指过于粗大，提示此人爱动怒，容易患胃病。

☆若拇指指根变细，则应该对呼吸道和肠胃病变有所警惕（图4-5）。

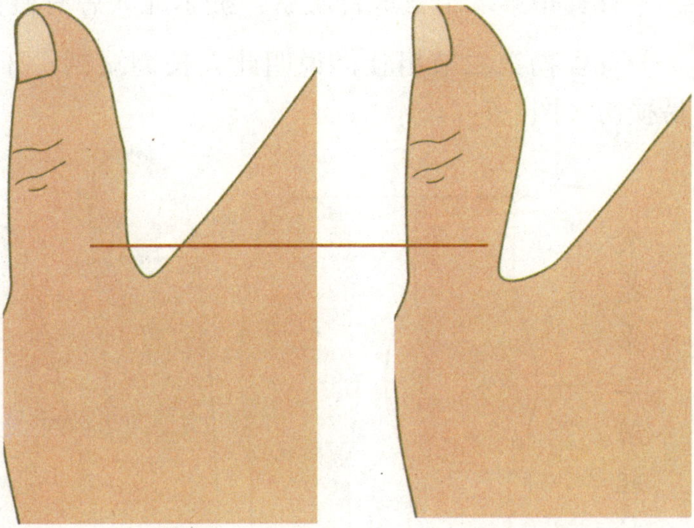

图4-5

【病症追踪】

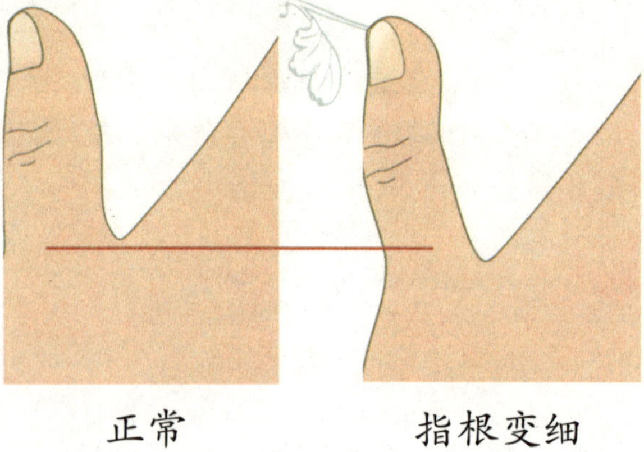

图4-6

☆无名指指端如鼓槌状，提示此人心脏功能较差。

☆小指根部呈蜂腰状，提示此人性功能正在消退阶段。

☆拇指瘦弱弯曲，则为神经衰弱、头痛失眠的征象（图4-6）。

☆拇指肿胀如鼓槌，一般此人易患先天性心脏病或支气管扩张等疾病。

☆大拇指端呈圆球状头，则提示此人经常会出现头疼。

☆食指第二节变成蜂腰状，提示此人患有慢性支气管炎。

☆食指第二节粗壮，说明此人长期缺钙，牙和骨头以及指甲容易损伤（图4-7）。

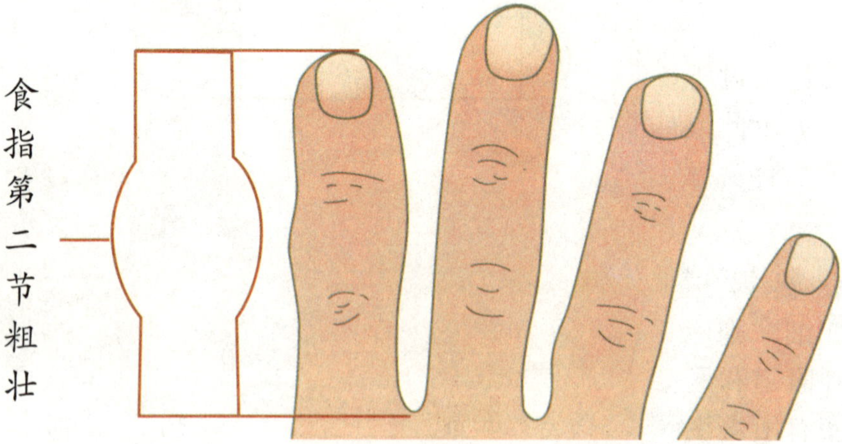

图4-7

【推荐处方】

（1）神经衰弱的手部按摩法

内关、神门及心点、肾点、大脑区均有效。

用拇指按揉内关、神门穴各5分钟；用食指点揉心点、肾点各半分钟；用拇指掐揉大脑区3分钟。每日或隔日1次。

（2）神经衰弱的食疗小方

◇百合糖粥

糯米150克，百合100克，赤砂糖15克。将糯米洗净，浸30分钟；百合剥成瓣；将糯米、百合放一容器内，加水加盖高火煮10分钟；加入赤砂糖拌匀，加盖低火煮20分钟后取出，自热焖调10分钟，即可。

小知识

神经衰弱：

神经衰弱是大脑皮质兴奋与抑制平衡失调引起的一种功能性疾病。目前，大多数学者认为精神因素是造成神经衰弱的主要因素。凡是能引起持续的紧张心情和长期的内心矛盾的一些因素，使神经活动过程强烈而持久地处于紧张状态，超过神经系统张力的耐受限度，即可发生神经衰弱。

二、看手指颜色，诊疾病

正常的手指应该是丰满、红润，如果手指出现异常颜色，如手指发白、手指发紫就是病态指了。

1. 手指发白提示身体不佳

白色一直被我们视为不健康的颜色，在手指颜色的表现中也是如此。手指颜色发白，通常是此人身体不佳的表现，此时应该及时到医院做进一步的身体检查。

【中医分析】

☆食指苍白瘦弱偏曲，且指间有漏缝，则表示此人肝脏机能较差，易患消化系统疾病，很容易疲劳，精神常萎靡不振。

☆中指苍白细弱，表明此人心脏机能较差，造血功能欠佳，容易贫血。

☆小指苍白瘦弱，多为肠道疾病的征象。

【推荐处方】

便秘的手部按摩法

支沟、劳宫、合谷以及全息穴的脾胃穴、十二指肠穴、腰腹穴、肾穴等均有效。

对上述穴位按揉或推按各5分钟。这种按摩方法对于治疗便秘有很好的疗效。一般2～3次即可恢复正常，按揉或点压经穴以酸痛为宜。

2. 手指发紫提示身体不佳

手指发紫排除外伤的可能，则可能是预示着某种疾病。

【中医分析】

☆拇指丘呈紫色瘀血现象或指丘薄弱，提示多半会出现呼吸和肠胃疾患。

☆中指指根一带有片状的瘀血，指压会有剧痛的感觉，则提示此人患有中耳炎（图4-8）。

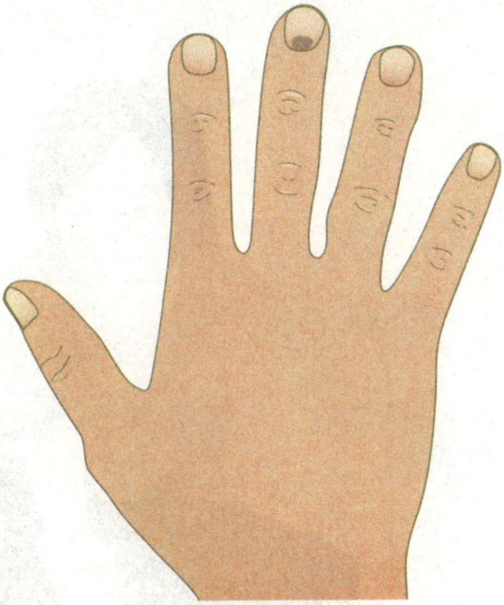

图4-8

☆食指出现紫色瘀血状，提示此人消化系统有问题。

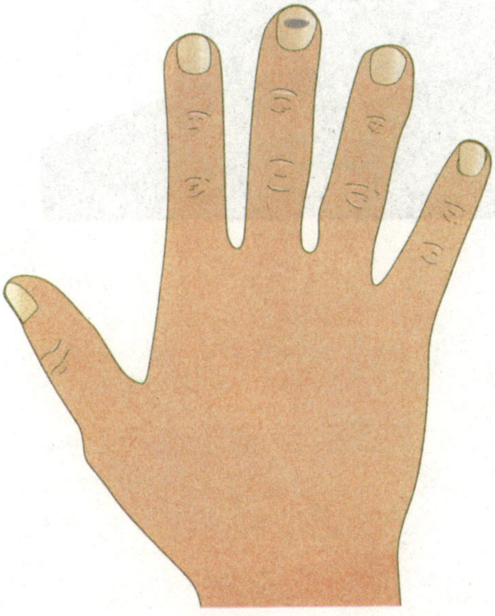

图4-9

☆中指出现紫色淤血状，且有疼痛感，提示此人神经系统有问题（图4-9）。

☆小指出现紫色淤血状，且有硬块，提示此人心脏和泌尿、生殖系统有问题。

【推荐处方】

胃痛的手部按摩法

手掌中心线、肠区、胃区、脾区、肾区、胃肠点、大陵、胃穴、十二指肠穴、脾点、前头点均有效。

摩擦手掌心，推按手掌中心线10分钟；按肠区、胃区、脾区、肾区各2分钟；点按胃肠点、大陵、胃穴、十二指肠穴各1分钟；掐点脾点、前头点各2分钟。每日按摩1次。

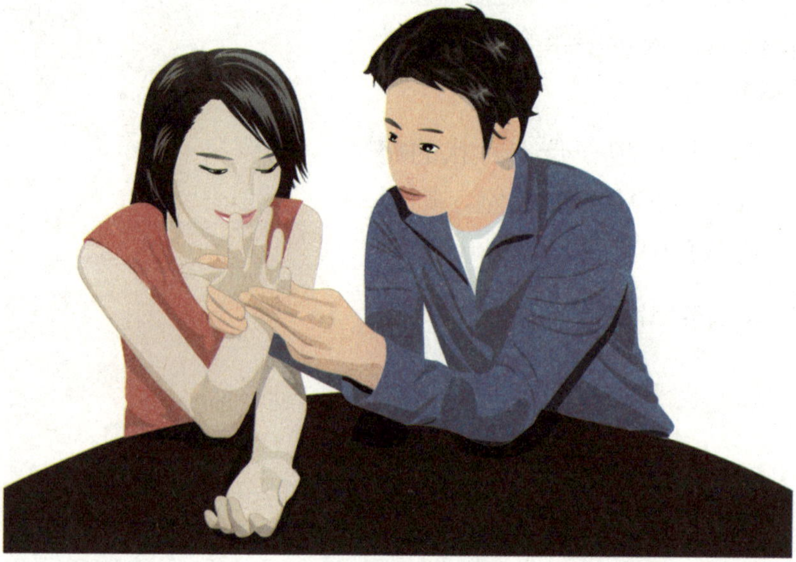

第五章 呵护双手，呵护健康

从双手与经络的关系我们可以知道，双手不仅能够反映出身体健康与疾病的信息，通过双手按摩还可以预防和治疗疾病。其实，除了手部按摩之外，还有许多手部锻炼与保养方法，它们不仅可以保护双手的健康，而且还可以祛病强身、益寿延年。

一、简简单单手指操

手操是近年来十分流行的简易手指运动，它简便易学，又不限场地，而且不需要任何辅助器具，随时随地都可以做。

手操虽然简单，但是作用却不容小视。它不仅可以防病治病，而且还可以改善你的生活质量。那么，这是为什么呢？因为人体的很大一部分经络穴位都在手指上，经常活动可以很好地刺激这些穴位，从而可以促进全身气血的运行，最终起到防病治病的作用。

1. 健脑益智手指操

智能在于手动，健身要先健脑，健脑要先健手。从实践中我们可以知道，有节奏地进行手指刺激，能够有效活动大脑，增强大脑的记忆力以及思考能力。手指操简便易行，不受器材与场地的限制，随时随地都可以操作，尤其是对于工作繁忙、生活压力很大的上班族来说，可谓是最好的锻炼方式。具体操作如下：

（1）计数操

◇操作方法：伸出你的一只手，拇指代表1，食指代表2，中指代表4，无名指代表8，小指代表16。弯曲手指代表相应的数字。然后，开始计数：食指弯曲表示2，大拇指和食指弯曲表示3；中指弯曲表示4，大拇指和中指弯曲表示5；无名指弯曲表示8，大拇指和无名指弯曲表示9；小拇指弯曲表示16，大拇指和小拇指弯曲表示17。以此类推，从1数到31，可以左、右手分别练习。

难度系数：★★★

（2）对指操

◇操作方法：伸出双手，用大拇指一次向其余四指做有节奏的对指运动，先从食指→中指→无名指→小指做对指运动，然后倒过来，从小指→无名指→中指→食指做对指运动，来回总共做20次。

难度系数：★

（3）隔数对指操

◇操作方法：伸出一只手，用左手拇指指尖触及食指指尖1次，隔过中指指尖触及无名指指尖2次，触及小指指尖3次，最后触及中指指尖4次。然后，返回来触及小指指尖3次，触及无名指指尖2次，触及食指指尖1次。来回总共做20次。

难度系数：★★

2. 强心手指操

俗语道：“十指连心”。这就是说，我们的十个指头是与心脏相连的，这种说法是有道理的。人的身上一共有12条全身走向的正经，其中有6条是通过手连接到心胸部位的，反复摩擦手，就可以使手的经络疏通，从而必然会起到开胸散气、散滞解郁的作用。具体做法如下：

（1）屈指操

◇**操作方法：**两手同时张开，手指自然伸直，从大拇指开始，依次按食指、中指、无名指、小指的顺序，用力弯曲，每弯曲一指时，其余手指仍然伸直，这样依次弯曲、伸直，循环往复地进行。运动时，要双手同时进行练习，手指尽量用力弯曲，每次练习不受时间和次数的限制，可根据自身情况量力而行，以产生酸痛感为佳。

难度系数：★★★★

（2）推磨操

◇**操作方法：**第一步：用右手拇指按压左手中指指尖部分，逐渐向掌心劳宫穴推磨50次，然后两手交换进行，用左手拇指按压右手中指指尖部分，逐渐向掌心劳宫穴推磨50次。第二步：用右手拇指推磨左手无名指40次；然后，用左手拇指推磨右手无名指40次。第三步：用右手拇指推磨左手小指至腕部40次；然后，用左手拇指推磨右手小指至腕部40次。

难度系数：★★★

3. 防治鼠标手指操

随着时代的发展与需要，手机、电脑成为不少人的必需用品。而与此同时，一些现代病也开始出现，鼠标手就是其中之一。下面这两套手指操就可以帮助我们预防鼠标手。

（1）搓指操

用右手的食指、中指与大拇指轻轻捏住左手的大拇指，从手指底部向上捋搓，然后依次是食指→中指→无名指→小指，最后再对整个左手掌进行按压。换左手的食指、中指与大拇指轻轻捏住右手的大拇指，从手指底部向上捋搓，然后依次是食指→中指→无名指→小指，最后再对整个右手手掌进行按压。来回进行10次。

难度系数：★★

（2）圆圈操

左、右手手指腹对齐，手掌分开，手指弯曲，双手围成一个圆；然后，将手指向外伸直，手指根部尽量对齐；重复此动作20下。

难度系数：★★★

（3）转手操

左手手指伸直，掌心向上，将小指向下压，吐气，然后转动手腕，顺时针与逆时针各转动10次。换手将右手手指伸直，掌心向上，将小指向下压，吐气，然后转动手腕，顺时针与逆时针各转动10次。

难度系数：★★★

4. 缓解疲劳手指操

对于不少上班族与学生来说，繁忙的工作与学习常常让他们感到疲惫不堪，而中途又不可能做大量的运动缓解疲劳，这时手指操可谓是最佳的选择。手指操不仅可以锻炼手部肌肉，缓解手部、腕部疲劳，防止指关节变形，而且可以很好地放松大脑。

（1）握瓶操

取一个纯净水瓶子（500～600毫升），里面的水不要装得太满，以用手指可以抓住为准；右手四指并拢在上，拇指在下，握住瓶子；左手大拇指靠紧其他手指；将右手手腕放在左手手背上；右手以腕为轴抬起、放下，同时手指用力；然后换左手；每次左、右各做3次，每次做10下。

难度系数：★★★

（2）揉膝盖操

端坐在椅子上，用一只手托住膝盖，另外一只手的手指扣在膝盖上，并在膝盖处做顺时针和逆时针旋转；然后，两手换位。每次两条腿各做3次，每次坚持1～2分钟，中间间隔30～60秒。

难度系数：★★

5. 防治便秘手指操

便秘是令不少人头痛的难题，而其所产生的后果也是令人恐惧的。长时间的便秘通常会导致大便在腹内滞留时间过长，从而产生大量毒素，并溶于血液中，进而伤害到其他器官，并且十分容易引发肠癌。而我们所推荐的这种手指操，可以对便秘起到防治的作用。

（1）捏指操

用左手拇指用劲按右手掌心数次，然后依次捏大拇指到小指，从指根到指端，一段段捏上再捏下数个来回，每指捏完再重按掌心，然后换右手按左手。做此动作时，要眼睛闭着，全神贯注。

难度系数：★★

（2）五指伴体操

站立，两脚分开，约与肩同宽。微微屈膝，同时关节上下抖动，两臂下垂，手掌摊开，掌心向下，五指向前，在上下抖动身体的同时，上下活动手指约35次，首先分别活动小指、食指、无名指，最后三指同时上下活动。

难度系数：★★★

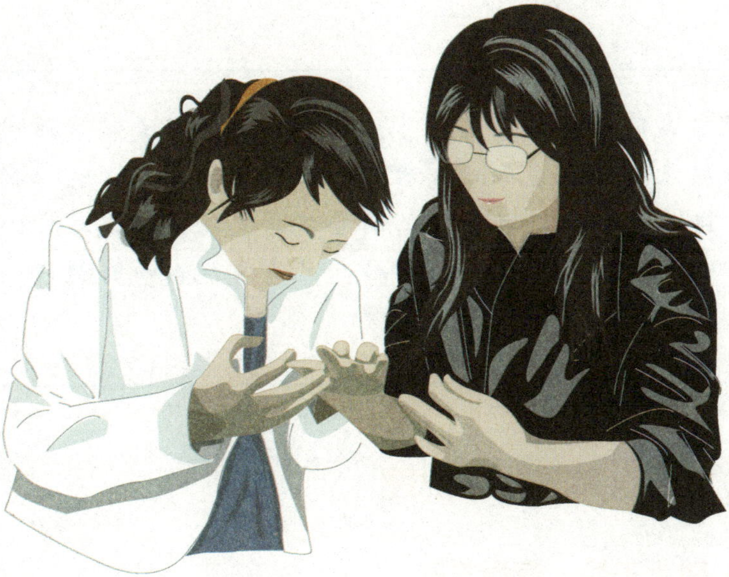

二、手部的日常护理

对于我们长期操劳的双手，我们应该好好爱护。而对于爱美的女孩来说，更应如此，因为手部护理也是美容的一部分。若双手没有得到很好的护理，则会使其皮肤干燥起皱，极大地破坏了一个人的整体形象。所以，只有重视双手的护理，我们才会拥有一双温润的双手。

1. 手部的四季护理

（1）防止干燥，润泽皮肤

在寒冷且干燥的冬季，手部防燥是最为重要的，因为恶劣的气候很可能致使你经常在室外活动着的双手变得异常干燥或皴裂。

我们的手部分布着汗腺和皮脂腺，而皮肤的润泽就是依靠它们分泌的汗液和皮脂。因此，一旦皮脂在皮肤表面形成脂膜，就会起到防止皮肤水分失散的作用。为避免皮肤干燥，润泽皮肤，大家应注意下面几点：

☆ 最好选择多脂肥皂和中性肥皂洗手，尽量不要破坏脂膜，可以适当地涂一些脂类护肤膏，如太平手膏等。

☆ 睡觉前用热水洗脸和手足，有助于改善手的血液循环。

☆ 保持适当的阳光照射，经常摩擦双手，能够促进汗腺、皮脂腺的分泌，促进手部皮肤的血液循环，从而达到润泽肌肤的目的。

（2）防止冻伤，注意保暖

严冷的冬季，人体一旦受到寒冷的刺激，就会引起体表毛细血管收缩，使得血液循环大部分向内脏集中，这样就可以减少体表的散热，从而有助于人们在寒冷的环境中保持体温。但是，由于手处于末梢循环，若长时间处在寒冷的环境中，则很容易导致缺血状态，从而引起冻伤。加之手部皮肤特别是掌部皮肤的角质层较厚，无皮脂腺，缺乏皮脂滋润，且在冬季汗液的分泌量很少，这就很容易造成皮肤皴裂。

所以，在严寒的冬季一定要注意保暖防冻。冬季在室外活动时，最好让自己和家人戴上手套，并时常进行搓手按摩；还可适量饮酒，以暖胃防冻；也可在膳食中加入葱、姜、胡椒粉等作料，不仅可以调味，而且还可以御寒。

（3）深层护理，滋润肌肤

如果要使双手变得既美丽又健康，就必须对它进行深层次的全面护理。下面为大家介绍几种比较常用的方法：

☆ 用含蛋白质、磨砂膏的手部护理混合乳液，轻轻按摩手背和手掌。这是因为蛋白质及磨砂粒可以帮助清洁深层肌肤，去除死皮，促进细胞新陈代谢。

☆ 用含有维生素及蛋白质的手部修护乳液涂抹于手部，可以促进手部的新陈代谢，从而起到舒缓手部皮肤的作用。

☆ 用油性滋润护肤膏涂抹在手背上的指节及粗糙部位，可以软化粗糙皮肤及关节，滋润手部。若想效果更好，最好用手部按摩油对手部进行适当按摩。

☆ 在完成上述方法之后，可以在涂上手膜后用保鲜纸、热毛巾、棉布套包裹大约10分钟，透过热力加强手部肌肤吸收营养物质，从而有助于保护皮下组织及深层滋润肌肤。

（4）呵护指甲

若不经常修剪指甲，指甲缝内就会积累大量的污垢，这样不仅会破坏双手的美观，还会影响手部的健康。经常修剪指甲，长短适中，边缘尽量光滑且呈椭圆形，因为指甲过尖会削弱指甲的韧力，使其比较容易折断。

从护手、健手的角度来说，尽量不要做仿真指甲。由于仿真指甲的制作过程比较复杂且很可能会造成过敏，稍有不慎就会导致指甲发生感染，还可使指甲变薄，强度减弱。

要想拥有健康的双手，当然就要有健康的指甲。下面就介绍几点呵护指甲的建议，供大家参考：

☆ 生活中，最好不要用指甲直接去接触较硬的东西，或直接将指甲当作尖锐的工具来使用。

☆ 平时应保持手部干燥，若手部经常潮湿，很容易生长细菌，从而可造成手部感染。

☆ 尽量减少指甲与刺激物的接触。

☆ 千万不要选择含有甲醛和丙酮的指甲油或亮光剂，而应尽量选择醋酸盐产品。最好使用频率不要超过一周1次，指甲油不要在指甲上超过5天。

2. 手部异常的处理

在日常生活中，我们的手经常会出现一些异常情况，如手上长肉刺等。在这些小状况发生时，我们应该怎么样处理呢？

（1）肉刺处理

肉刺，也就是倒刺。它是由于干燥的环境或洗手过度而产生的。手上长肉刺时，不仅疼痛，而且会影响心情和工作。

处理肉刺时最好用指甲剪刀将其从根部剪掉，不必涂任何药物。切忌用手撕脱，尤其是逆向撕脱。

（2）色素处理

如果手部皮肤呈现黑黄、色素沉着且有斑点，最好在深度清洁、去角质之后敷防敏感保湿手膜，然后将双手洗净，涂上一些护手霜。

如果手部皮肤粗糙无光泽甚至脱屑时，可以在深度清洁之后，对手部进行轻柔地按摩，然后涂搽一层巴拿芬热蜡。巴拿芬热蜡能够保持双数的温度，加速血液循环。这样有利于营养成分的吸收，可以使色素逐渐去除，皮肤恢复弹性。

（3）指甲修护

如果指甲受伤或破裂时，可以选用含有果酸成分的指甲修护霜。最好隔天涂抹一次，进行修护。

如果指甲的小皮出现萎缩或消失，应该坚持每天用温水浸泡双手10～15分钟，然后用热毛巾轻轻擦干，从指甲根部向远端按摩，使指甲小皮重新生长。同时，可使用保养乳霜来润泽指甲小皮，以减少干燥开裂。

（4）湿疹处理

有时候手部会出现红色丘疹、小水泡等，这就是湿疹。出现湿疹时，手部皮肤会逐渐变得粗糙肥厚，甚至裂口流血，严重时化脓，并伴有剧烈瘙痒。此病容易复发，应该及早预防。

一般预防措施有：

☆ 最好在洗衣或洗刷其他器皿时戴上胶皮手套，避免与洗衣粉、洗洁精等刺激物质的接触。若是洗刷时间较长，应该在胶皮手套内加戴一副有滑石粉的白棉布手套，以防止汗液刺激手部皮肤。

☆ 应该适量洗手，不应太过频繁，且用油脂含量较高的肥皂。如果气候不好，应注意防护。如果皮肤显得干燥，最好每晚用大约40℃的温水泡洗，每次以10分钟为宜。

☆ 皮肤如果粗糙肥厚，想使手部皮质软化，可用尿素软膏或口服维生素E和维生素A；症状严重时，可配合口服养血润燥、祛风止痒的中药治疗，或在医生指导下进行药浴治疗。

☆ 一旦湿疹发作，则应该避免用任何肥皂洗手，避免碰触各种清洁剂及辣性食物的刺激，以外用药为主。在比较严重的情况下，如红色丘疹、剧烈的瘙痒时，可用皮质类固醇激素，像“肤轻松”等。不过，这些药物不宜时常使用，病情好转，即停药。

3. 妙手自制洗手液

你肯定需要经常去超市购买一些洗手液吧？还要在样式繁多的品种面前“挑三拣四”，还有可能在使用之后效果并不如意。今天，我们教你自制一些洗手液。

（1）白酒洗手液

将酒精度较高的粮食白酒直接涂擦在手部按摩位置，最好是在适当加热后再使用。

此洗手液可以温经通络、活血止痛，适用于损伤疼痛日久、手足拘挛及淤肿等症状。

（2）菊花蜜洗手液

将适量的菊花放入锅中，加冷水煮开后去渣留汁，向菊花液中加入数滴蜂蜜，然后一起兑入温水中，浸泡双手并仔细按摩。

此洗手液可以清热解毒、降血压，能够使你的手部皮肤光洁细腻。

（3）葱姜汁洗手液

将等量的鲜生姜和葱白切碎捣烂，按3∶1的比例浸入95%的酒精中，在浸泡一周后，取其汁液浸洗手部。

此洗手液可以通阳解表、温中行气，适用于风寒所引起的感冒、头痛等症，以及因受寒而引起的腹痛等。

（4）鲜花洗手液

在盆中放入40℃左右的温水，将鲜花揉碎，浸泡到水中，然后将双手放入飘满花瓣的水中浸泡即可。

此洗手液可以保持手部皮肤的光洁细腻。

（5）干萝卜叶洗手液

将干萝卜叶装入布袋，加入适量水，煎取汁液，待温度适宜后浸洗双手。

此洗手液可以治疗风湿性关节炎、神经痛、气滞血淤等各种血液循环障碍。

（6）芦荟洗手液

将新鲜的芦荟叶片切成小块状，加入适量水中，煎取汁液，然后用水稀释后浸洗手部。

此洗手液可以杀菌消炎、解毒消肿，还可以促进血液循环。对于皮肤粗糙、皴裂、神经痛、风湿病都有很好的疗效。

（7）牛奶洗手液

将适量的牛奶、蜂蜜、西瓜汁、小苏打和精盐一并倒入浴水中，然后将双手放入其中浸泡，最后用清水清洗即可。

此洗手液不仅可以使手部皮肤散发出一股淡淡的清香，还可以使双手光洁柔白。

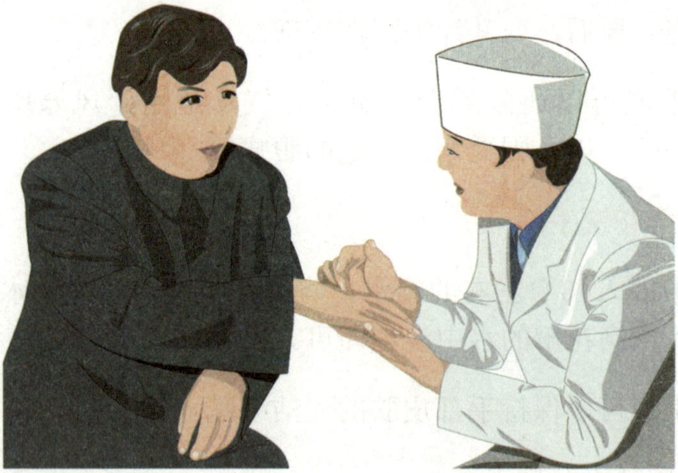